防癌抗癌

FANGAI KANGAI
CONG JIANKANG YINSHI KAISHI

从健康饮食开始

欧阳英　李艳华◎编著

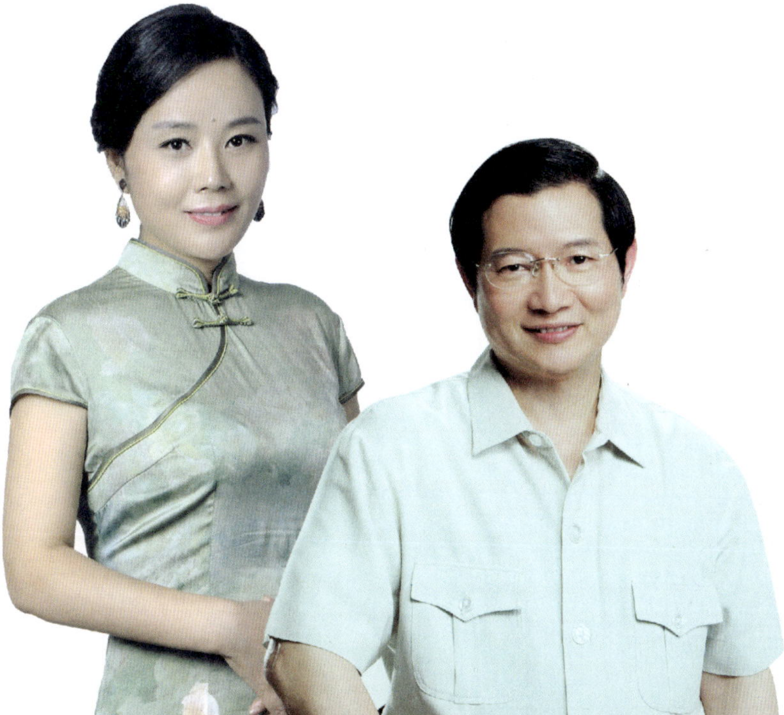

陕西科学技术出版社
陕西师范大学出版总社

图书代号 ZH17N0865

图书在版编目（CIP）数据

防癌抗癌，从健康饮食开始 / 欧阳英，李艳华编著. —
西安：陕西科学技术出版社，2017.8
ISBN 978-7-5369-7037-3

Ⅰ. ①防… Ⅱ. ①欧… ②李… Ⅲ. ①癌 - 食物疗法
Ⅳ. ①R247.1

中国版本图书馆 CIP 数据核字（2017）第 175793 号

防癌抗癌，从健康饮食开始

欧阳英 李艳华 编著

责任编辑 / 孙雨来 李艳茸
责任校对 / 张建明 徐 娜
装帧设计 / 鼎新设计
出版发行 / 陕西科学技术出版社
西安市北大街147号 邮编 710003
http://www.snstp.com
陕西师范大学出版总社
西安市长安南路199号 邮编 710062
http://www.snupg.com
经　　销 / 新华书店
印　　刷 / 西安市建明工贸有限责任公司
开　　本 / 787mm × 1092mm 1/16
印　　张 / 13.5
字　　数 / 165千
版　　次 / 2017年8月第1版
印　　次 / 2017年8月第1次印刷
书　　号 / ISBN 978-7-5369-7037-3
定　　价 / 40.00元

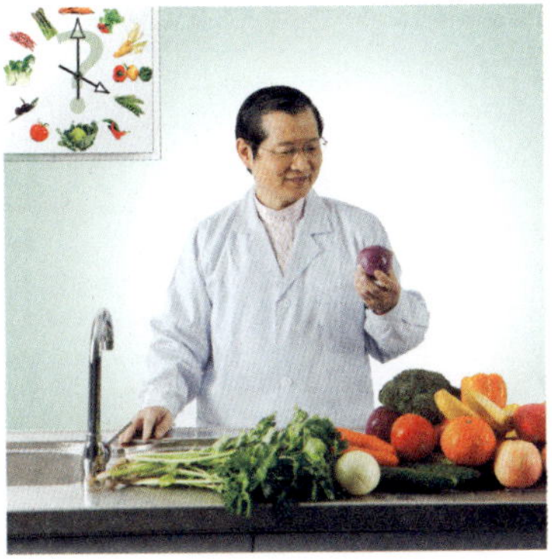

帮助一个人，
就是帮助一个家庭。

欧阳老师有话说

我研究推广食养食疗已经40年了，从1985年便开始照顾癌症病人，协助过无数病人通过食疗恢复健康。

我是中华人民共和国一级公共营养师，根据自己30余年的临床食养食疗经验，迄今已编写了55本食养食疗著作，讲过很多课，我的足迹遍及东南亚地区和中国大陆、台湾。

我的妈妈今年96岁，身体非常好。

我的爸爸活了107岁，无疾而终。

我的愿望就是盼望大家都能像我的父母一样，吃得对，吃得好，无病无痛，活过100岁！

如果有病，不用害怕，病能来，就能去。一方面要及时找医生治疗，一方面要同时改正错误的生活与饮食。

输掉健康，赢了世界又如何！

艳华老师有话说

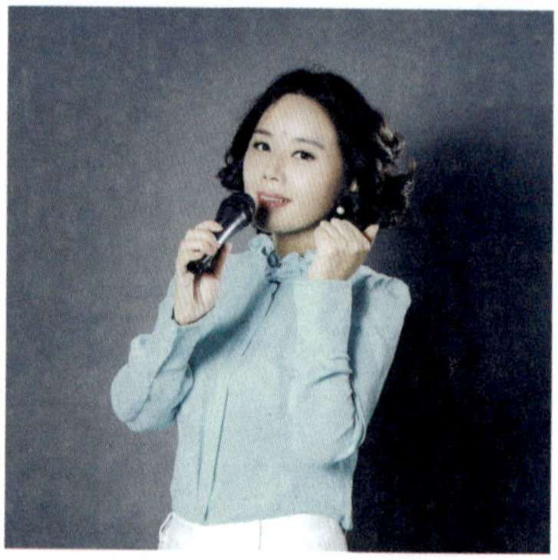

我是一面镜子，警醒你
我是一道阳光，照亮你
我是一名师者，解惑，传道……

我们的祖先早就说过：“病从口入”。

吃，是人的本能，一日三餐是我们每天的刚性需求。遵循专业的指导，进行科学对症的饮食和生活，将防癌抗癌落实于“餐桌”上，从此，让人人“恐惧和担心”的“癌症”离我们远一些，再远一些，再远一些……

我从事健康美丽事业20多年了，是一名深资饮食调养师和营养讲师，是“饮食防癌抗癌专题讲座”发起人之一。我曾经也亲身经历过病痛与磨难，感悟颇深。

我的愿望就是希望更多的人能够在当下觉醒，在当下行动，“防病有心走在前，治病有术不慌乱”。

读完这本书，你会发现，健康原本并不复杂。我们其实都能做得到！

吃对食物，方能守住健康！

与癌和平共处

“身体”分分秒秒都在守护着我们的生命，任何一种病症都有它积极的意义。

譬如“呕吐”，身体利用“呕吐”让堆积在胃里的“积食”快速离开身体，因这些“积食”难以消化，只会伤胃。

又如“腹泻”，身体利用“腹泻”，将大肠里的废物和垃圾，加速排泄于体外，因这些废垃圾只会伤肠。

再如“发烧”，身体受病毒、细菌入侵时，体温立即持续上升，升至39℃高体温时，病毒、细菌就会被高体温消灭掉。

因此，我们不要错怪“呕吐”“腹泻”“发烧”，反而我们要感恩它们。感恩“呕吐”帮助我们清除胃里的废物，以免导致胃病；感恩“腹泻”及时清理肠道中的废毒物，以免形成宿便，进一步衍生毒素，顺着血行伤肝伤肾；更要感恩“发烧”，及时消灭病毒细菌，以免病毒细菌大量繁殖，造成严重疾病。

“癌症”也是如此。

“癌细胞”是您的好朋友，它是为了帮助您而来的。

当我们长期乱吃乱喝、熬夜迟睡、荤多素少，血液中必然充满着废物与毒素（加工食品中的不良添加物，防腐剂、色素与糖精……农产品中的残留农药与化肥、空气中的污染物质、日常饮食中的不良重金属……等日积月累侵入体内，在内脏深处囤积，造成肝、肾的负担，使内脏机能衰退，如同毒素一般）组合的垃圾，若不及早清除，就会造成血液粘稠、胸闷气短……并且会一路发展，衍生各种疾病，此时血液必然充满着垃圾。“癌细胞”的特性——“血管增生”，譬如“左肝”是正常的组织，“右肝”是病变的。“有癌组织的右肝”的血管数量必然远远大过于“左肝”，“右肝”利用特别多（因癌而增生）的血管，尽力地吸取血液中的废毒物，结果，便愈长愈大，形成体积颇大的“肿瘤”，这个“肿瘤”其实就是一个收集血液中的垃圾的“垃圾桶”。因为它不断地吸取血液中的废毒物，我们身体才得以继续保有生命，我们应该感恩这个“垃圾桶”。此刻，我们要做的，应该立刻停止制造垃圾。别再吃含有不良添加物的加工食品，慎选天然纯净的食物。只要把垃圾别再吃进来，再加上“利尿排毒”“通便排毒”，体内的垃圾清除的及时，“癌肿瘤”（垃圾桶）就没有存在的必要，自然就会逐渐萎缩。即使没有完全消失，也会与您和平共存，陪您活过百岁。

我们研究推广食养食疗已经很多年了，足迹遍及东南亚地区和中国大陆、台湾。我们根据30余年的临床食养食疗经验和很多人（包括李艳华本人）的防癌抗癌经历，编写了这本书，希望能够帮助更多的人通过科学饮食的配合来防癌抗癌。不过，书中的验方和方法要根据个人的体质和病情不同选择，结果也会各有差异。

如果有病，不用害怕。一方面要及时找医生治疗，一方面要同时改正错误的生活习惯与饮食习惯。只要善待身体，与疾病化敌为友，生命就会健康延续。

祝福所有与本书结缘的人，此生都能圆满无憾，全家人健康平安，若有惊，却无险。

目录 Contents

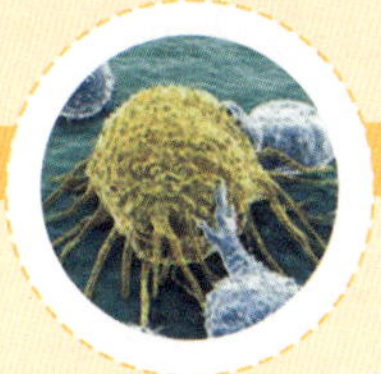

第1章　癌症不可怕，找到原因是重点

第一节　关于癌症 / 001
第二节　诱发癌症的原因 / 006
第三节　常见癌症与饮食 / 013
第四节　癌症与烹调方式 / 020

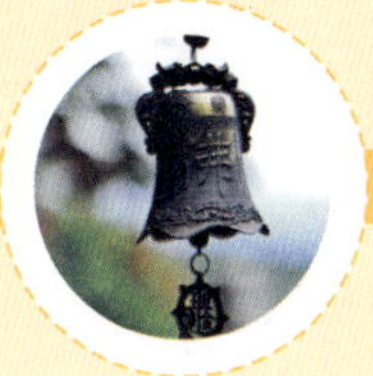

第2章　癌症不可怕，走出误区很关键

第一节　走出恐惧、慌乱、急切，平静接受 / 023
第二节　信念是黄金，行动是法宝 / 025
第三节　找到治本的核心 / 026
第四节　坚持用正确的方法，慢工出细活 / 027
第五节　正确理解自然疗法与现代医学 / 029

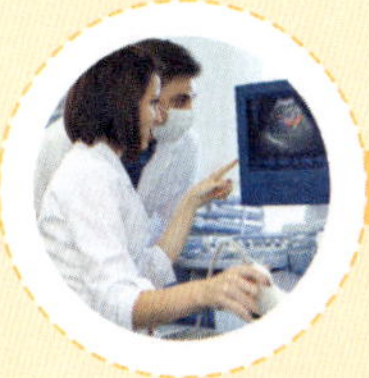

第3章　癌症的现状与未来

第一节　中国癌症十大现状 / 033
第二节　癌症地图村 / 047
第三节　癌症高危人群有哪些？ / 048
第四节　预知身体“患癌风险”指数 / 050
第五节　我们的后代面临癌症更大的威胁 / 052

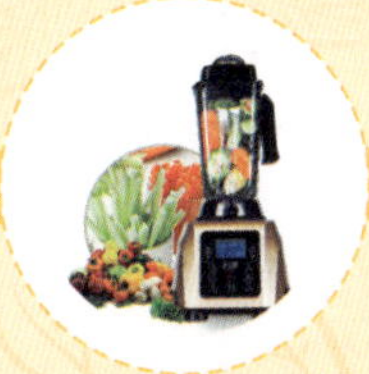

第4章　癌症如何预防

第一节　科学饮食 / 055
第二节　养成良好生活习惯 / 071
第三节　定期检测身体 / 076
第四节　生活中“多”“少”建议 / 084

CONTENTS

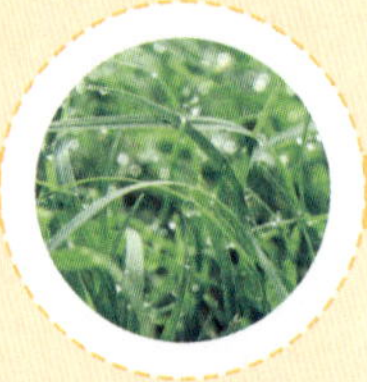

第五章　癌症如何逆转

第一节　全素饮食坚持6个月 / 090

第二节　全餐饮食，做到营养全面均衡 / 092

第三节　让酸性体质快速变成弱碱性 / 096

第四节　净体排毒，让身体里外变干净 / 106

第五节　快速提升血液含氧量 / 116

第六节　少油少盐，严格禁糖 / 118

第七节　食用优质干净水 / 124

第八节　调理情绪，保持充足睡眠 / 125

第九节　合理正确运动 / 131

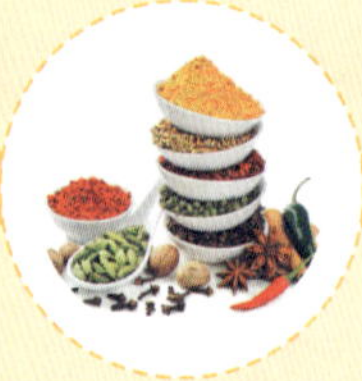

第6章　“医疗+食疗”快速逆转癌症

第一节　医（药）食本同源 / 133

第二节　“医疗+食疗”=最佳疗法 / 141

第三节　癌症住院病人食养核心 / 142

第四节　预防癌症复发及转移饮食建议 / 146

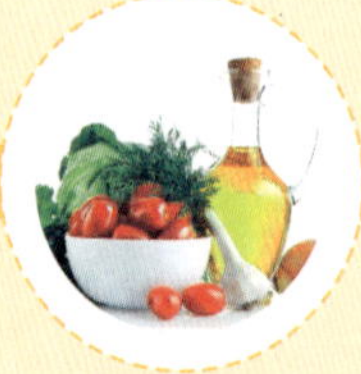

第7章　癌症病人三餐对症食谱

第一节　癌症病人的饮食原则 / 149

第二节　癌症病人三餐对症食谱示例 / 154

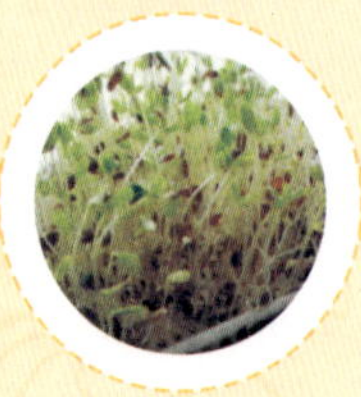

附录

附录一　各种实用表格系列 / 173

附录二　芽菜种植系列 / 185

附录三　净食断毒简介 / 195

编后语

第1章 癌症不可怕，找到原因是重点

第一节　关于癌症

癌

已成为了现代人生命的头号杀手，
不再是年老的代名词，
也不再是医学界危言耸听的字眼，
随时爆发在您我或亲朋的身上。

什么是癌症？

癌症是各种恶性肿瘤的统称。其细胞的生长和分裂速度高于正常细胞，且往往可转移到其他组织。

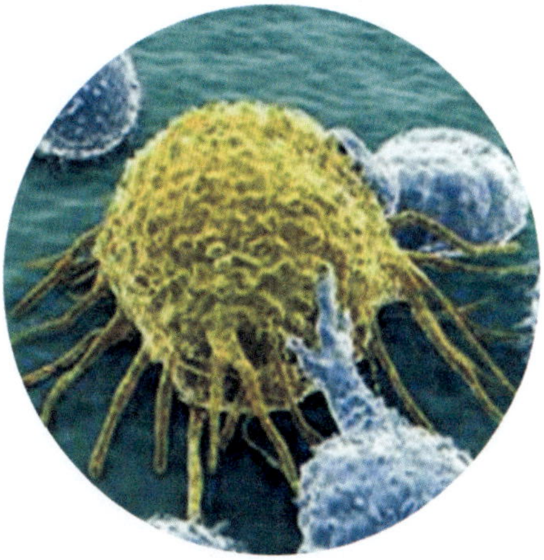

癌症的报警信号

癌症确实是一种比较难治的疾病，难的原因在于，癌症早期没有征兆。

假如身体长期有不适的症状，或突然间感到不适，如排便出血、腹部疼痛、头痛、呕吐、食欲不佳等症状，这都可能是病症的信号。

为此，专家特将癌症早期报警信号总结成容易记忆的“癌症信号五字诀”，即：血、块、痛、烧、减。

血（出血）

除了女性正常月经以外，任何一个脏器不明原因出血，并且迁延不愈，都有可能是癌症的早期报警信号。

不明原因鼻出血

排除外伤、外力、天气干燥或高血压所造成的一次性鼻出血，可能是鼻咽癌、血液病等。

咳血、痰中带血

排除天气干燥或过劳引起的暂时性出血，可能是肺癌表现。

尿血

出现血尿，特别是无痛性血尿，可能是膀胱癌、肾癌。

大便带血

如果同时伴有排便习惯改变，里急后重（腹痛窘迫，时时欲便，肛门重坠，便出不爽），可能是结直肠癌的早期表现。

乳头出血

女性乳头出现血性分泌物，可能是乳腺癌或乳腺导管肿瘤。

绝经后阴道出血

女性绝经后阴道出血，可能是宫颈癌的表现。

块（异常肿块）

（1）身体浅表部位出现经久不消或短时间内迅速增大的肿块，癌肿往往是不规则的肿块，有瘙痒、溃烂、渗出等。

（2）乳房双侧不对称，不规则肿块，出现橘皮样改变，可能是乳腺癌；

（3）甲状腺肿大、突然发不出声音或者声音突然变得嘶哑，除了检查甲状腺外，还要到肿瘤科看一下，以免甲状腺癌、喉癌漏诊。

痛（疼痛）

长期持续加重的疼痛，都可能是癌症的早期信号：

头痛进行性加剧，伴恶心、呕吐（喷射状呕吐更为危重），视物不清，这可能是脑瘤的表现，也可能是肺癌的脑转移造成的。

颈部疼痛、压迫感，紧缩感，发硬，出现颜面部水肿，可能是肿瘤压迫上腔静脉造成血液回流受阻导致的。

胸骨后灼烧感，咽东西不顺，疼痛，可能是食管癌和贲门癌，胃癌的表现。

烧（发烧）

持续发烧，尤其是低热，儿童要警惕血液系统肿瘤，成人要警惕肝癌、肾癌等肿瘤的可能。

块（异常肿块）

短期内体重不明原因减轻，并且呈进行性下降（排除甲亢、糖尿病），有可能是肿瘤。

如果体重减轻伴肤色发黄和疼痛，要积极检查，排除胰腺癌等肿瘤的可能。

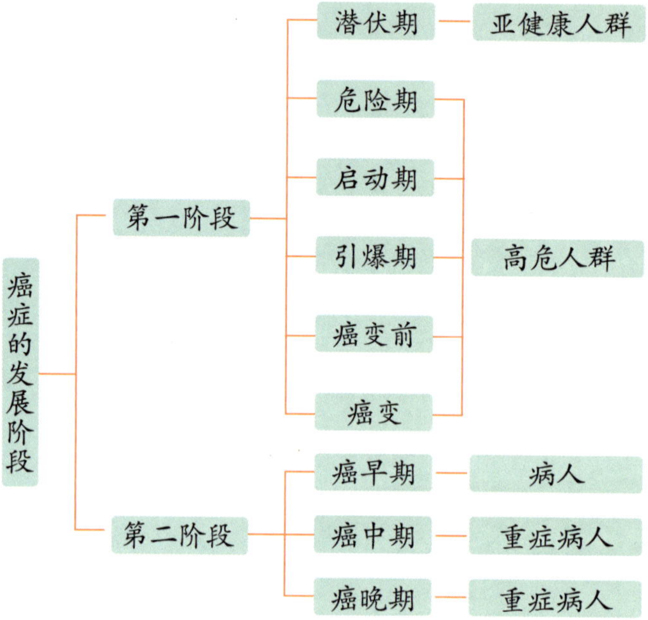

温馨提示

每个人身上都有癌细胞，就是看自己如何经营自己的身体。

癌细胞如何形成?

癌症由一个单细胞产生。从一个正常细胞转变为一个肿瘤细胞是多阶段过程，通常从癌前病变发展为恶性肿瘤需时几年，甚至几十年的时间。癌症发病率随年龄增长而升高，极可能是由于生命历程中危险积累，加上随着一个人逐渐变老，细胞修复能力降低。

双亲任何一方为癌症患者
家庭成员罹患相同癌症概率统计图表

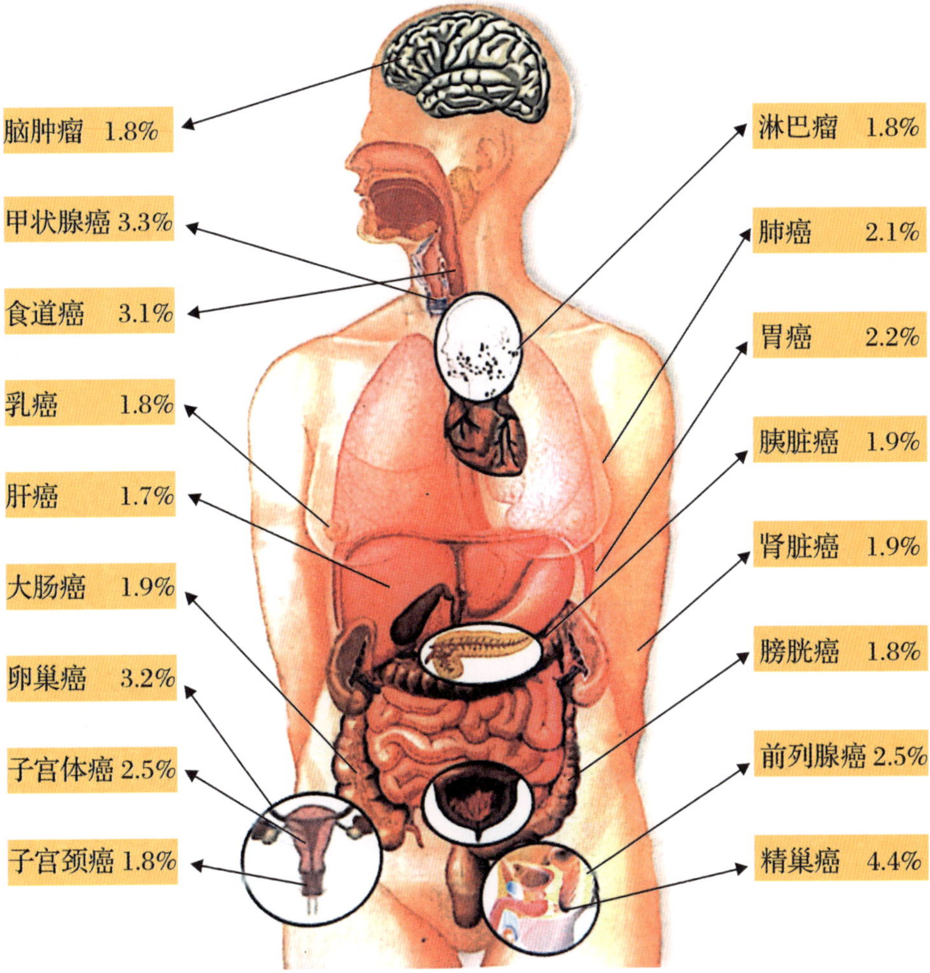

第二节　诱发癌症的原因

吃错了食物

吃多了食物

生活方式出了问题

情绪出了问题

所处**环境**出了问题

总结：发病的原因大多都是人为造成的

所以，癌症是可以预防的！

……

预防>治疗

吃错食物

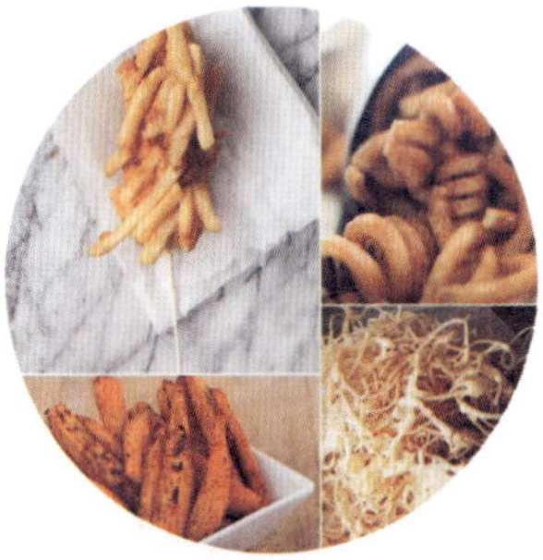
油炸食品

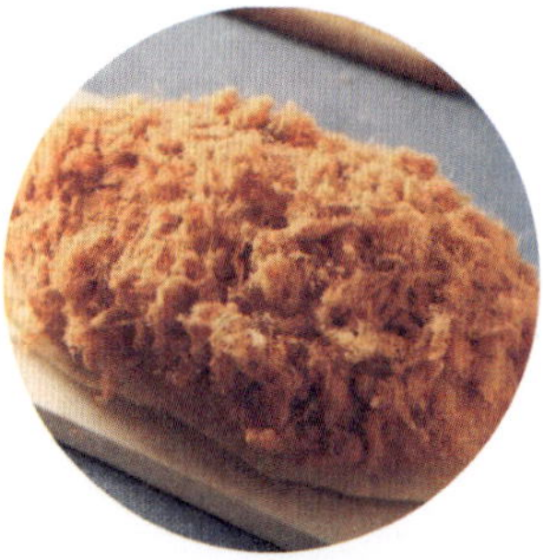
加工肉制品

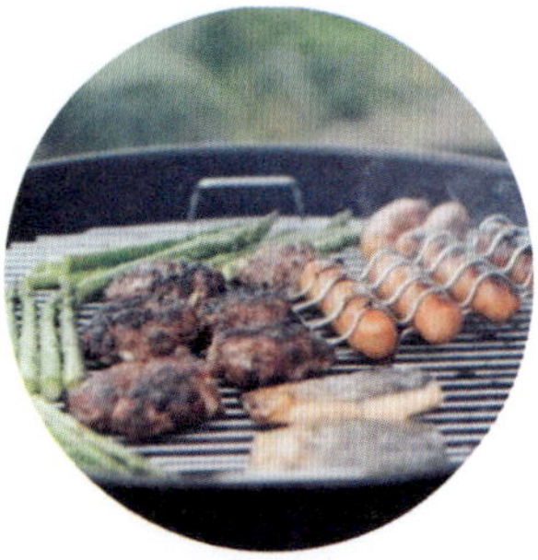
烧烤食品

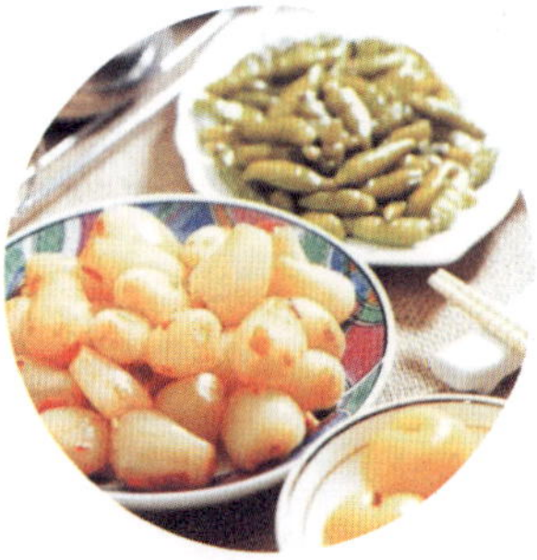
腌制品

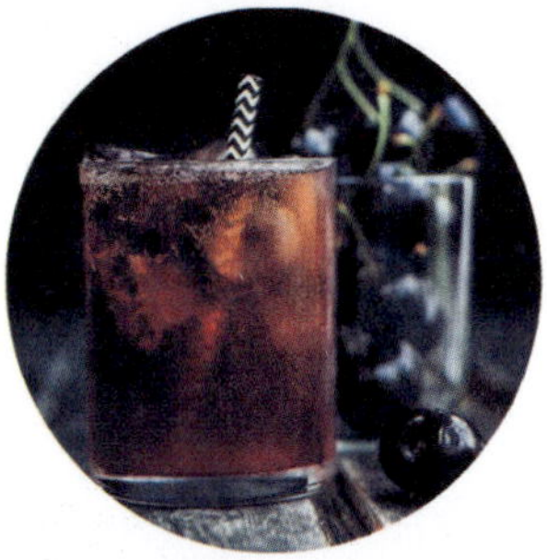
碳酸饮品

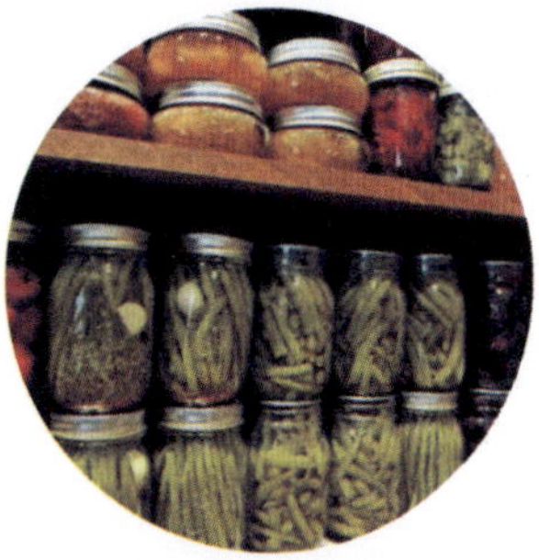
罐头制品

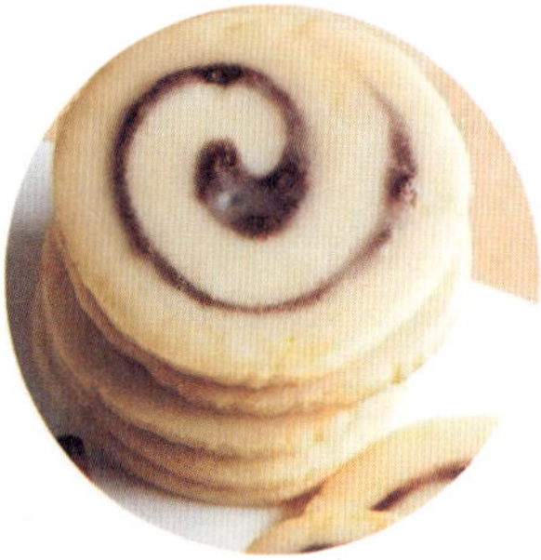
饼干类食品

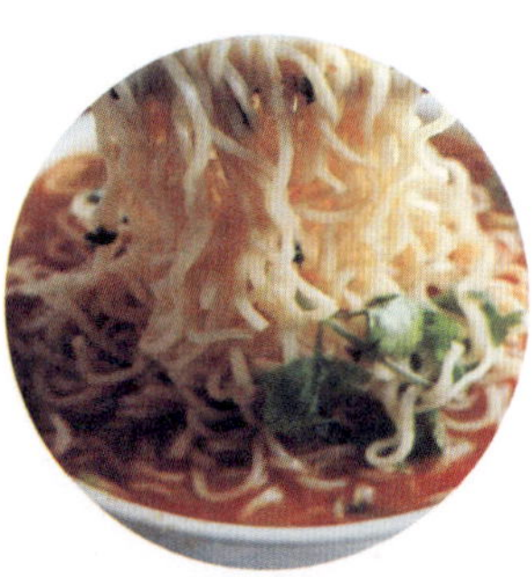
方便面

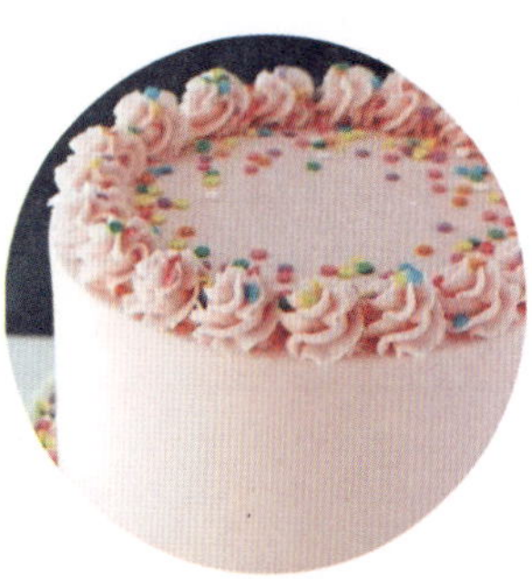
奶油和冷冻甜品

吃多食物

人类是为生存而吃，不是为吃而生存的，吃得越多，患病的风险就越大。

——本杰明·富兰克林

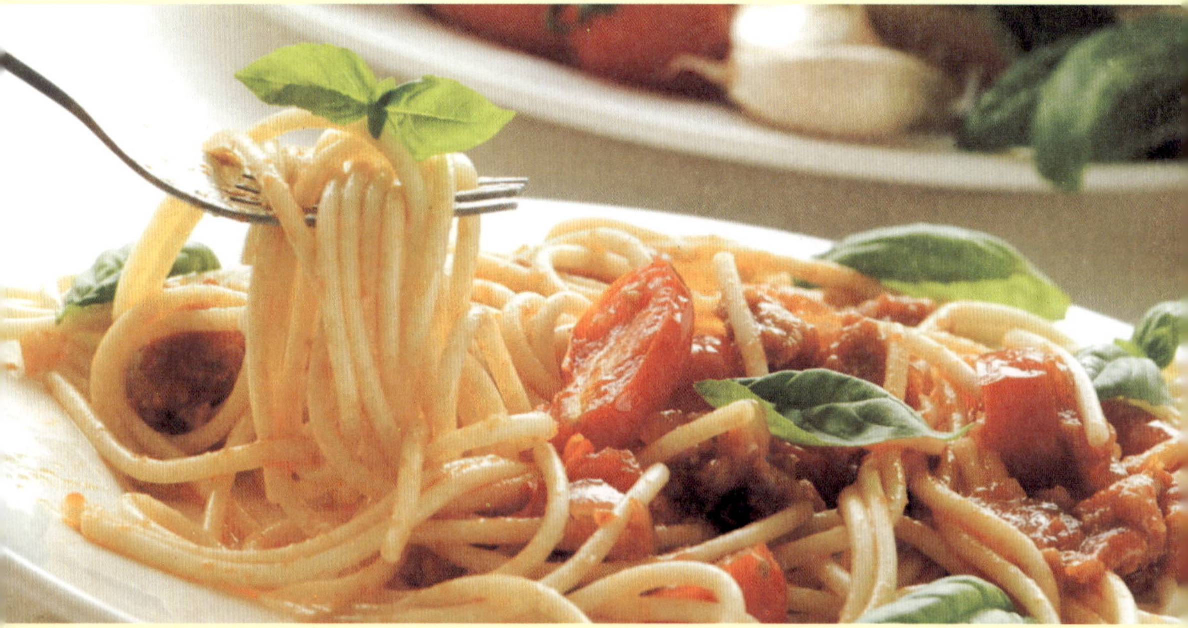

生活习惯出了问题

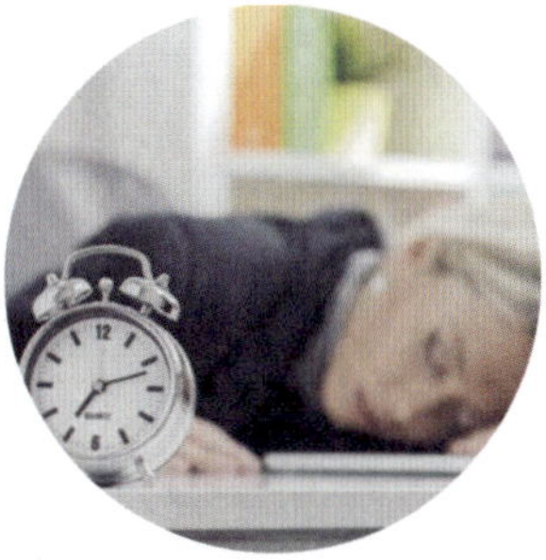

熬夜、劳累

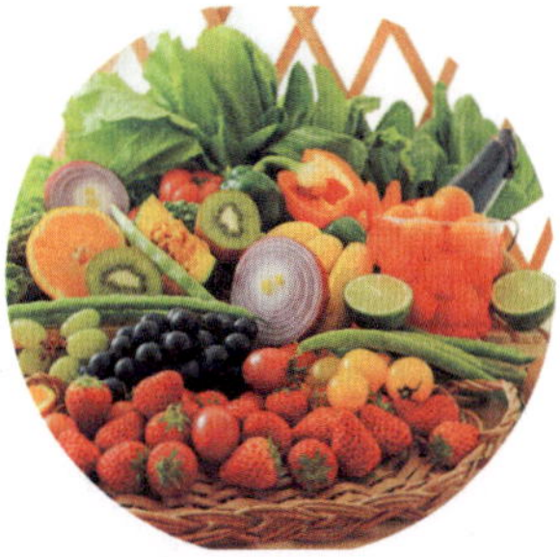

吃少蔬果

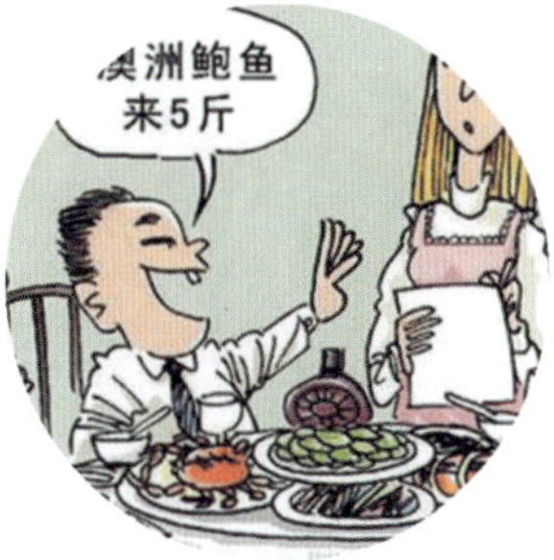

暴饮暴食

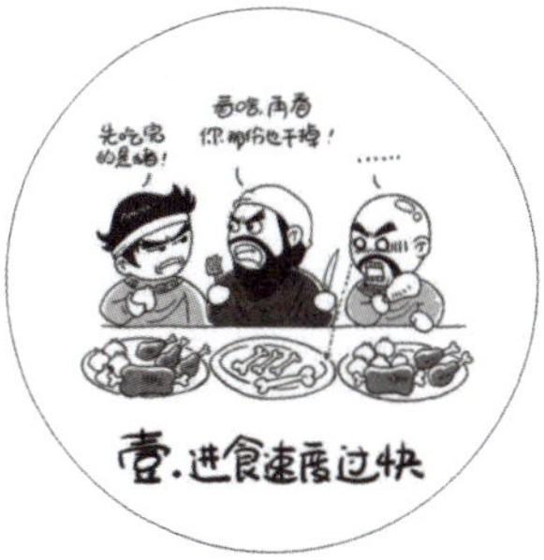

进食速度很快

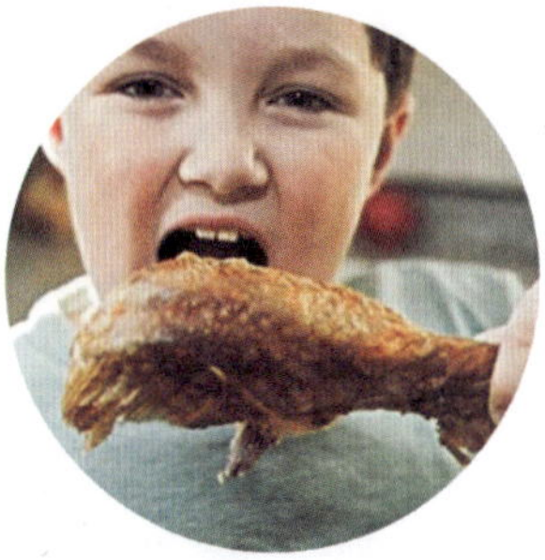

贪吃肉类

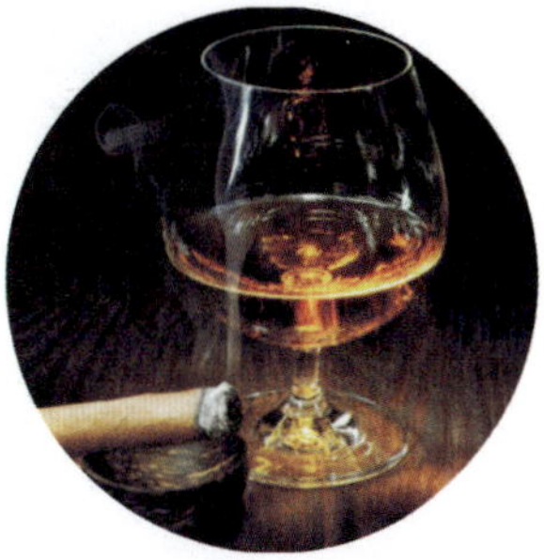

过量抽烟喝酒

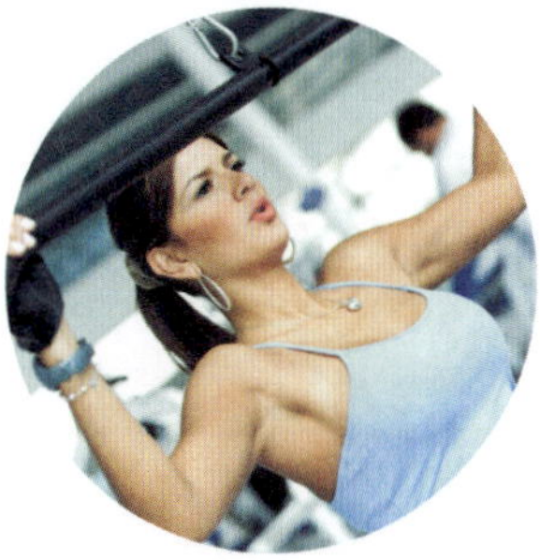

缺乏运动

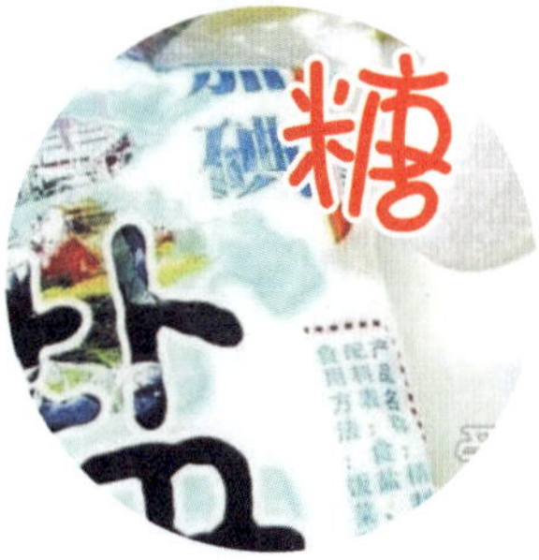

糖盐过量

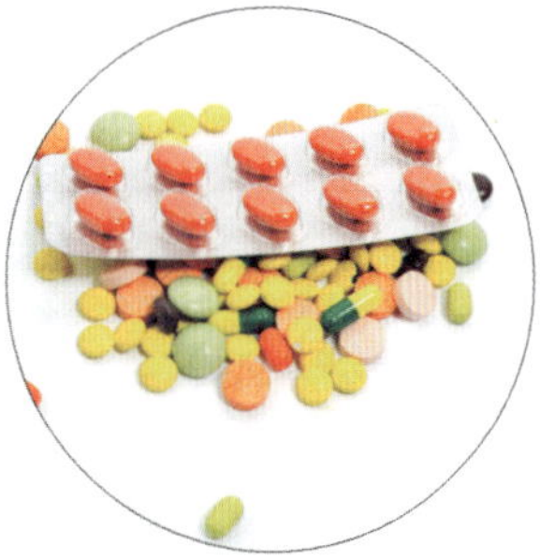

滥用药物

情绪出了问题

易怒、生气、急躁、怨恨、焦虑、郁闷、纠结、攀比、欲望过多过高、压力过大、心理不平衡……

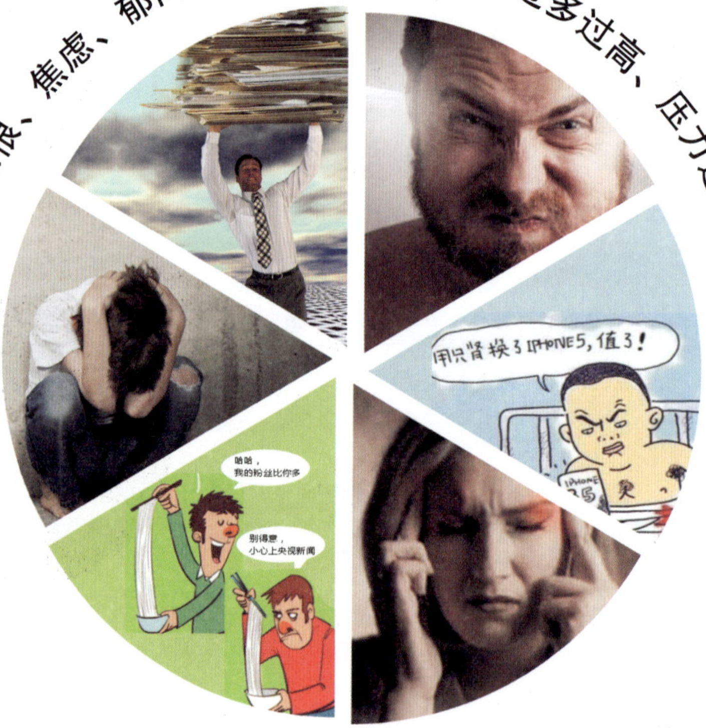
用只肾换了IPHONE5，值了！
哈哈，
我的粉丝比你多
别得意，
小心上央视新闻

生活环境出了问题

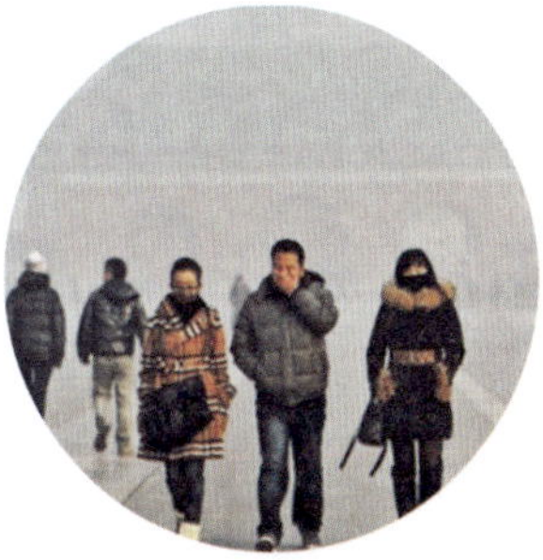

大气污染

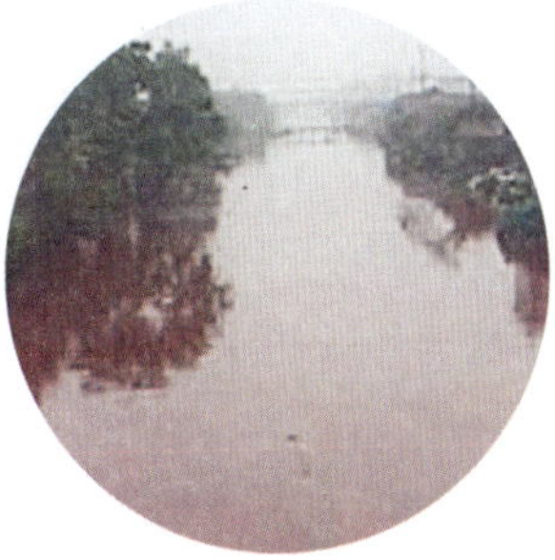

水污染

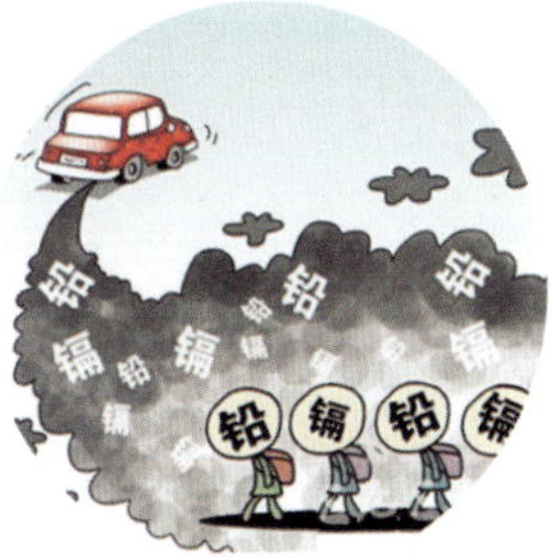

汽车尾气

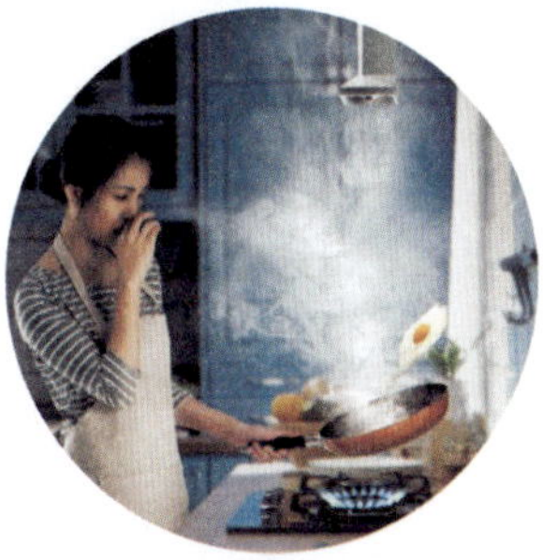

油烟污染

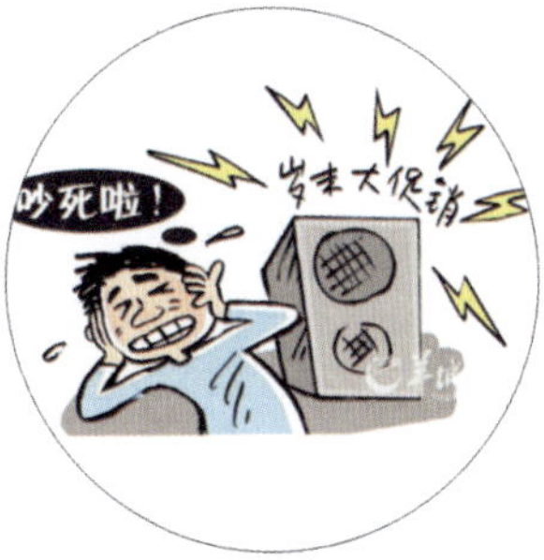

噪声污染

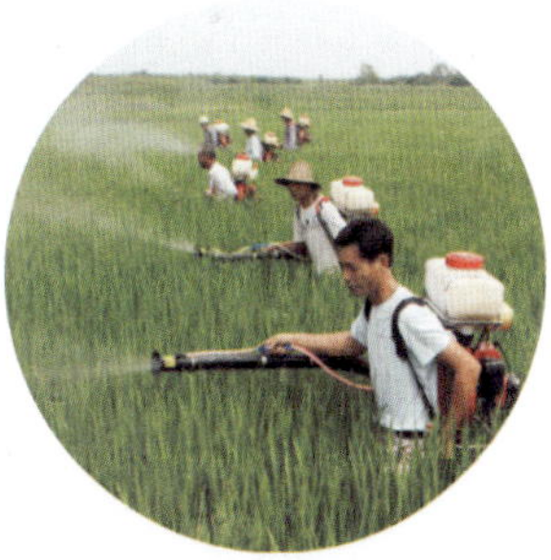

化学污染

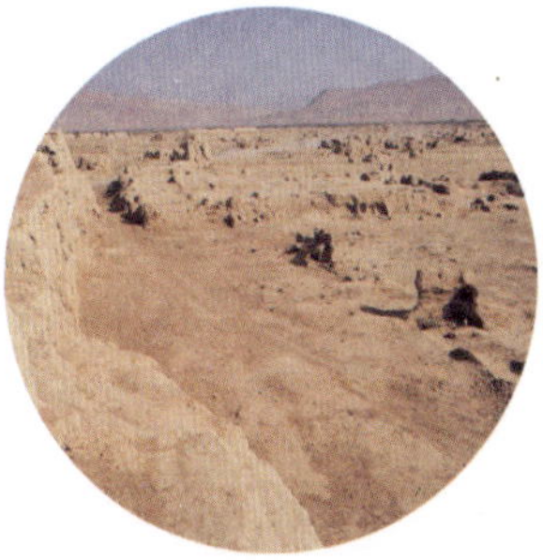

荒漠化土地

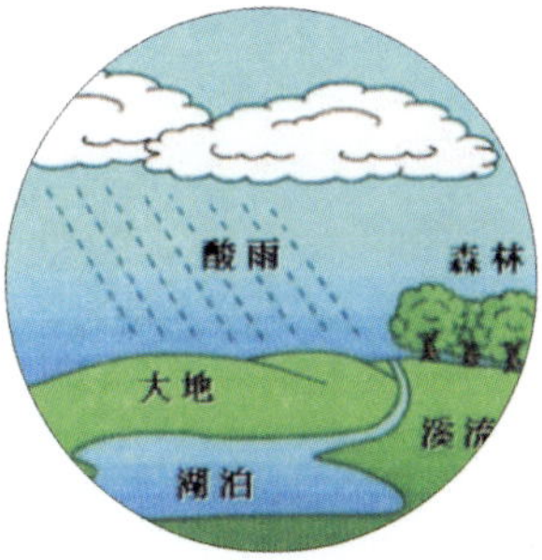

酸雨蔓延

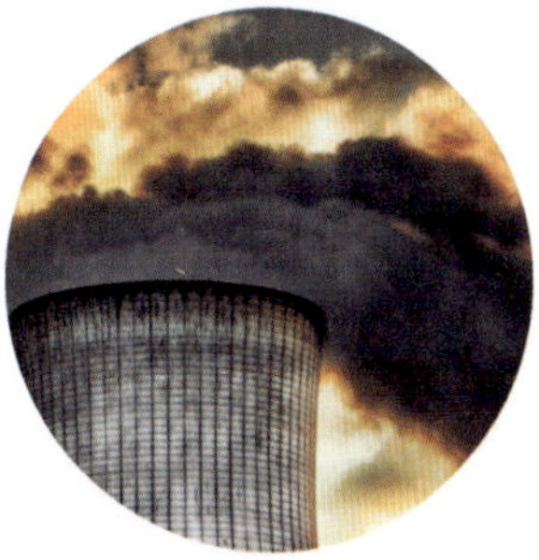

工业污染

总结

饮食结构不合理

摄入酸性食物比例过高。

心理负担过重

在紧张和压力下生物体会产生严重的酸性化。

不良嗜好

生活不规律，毫无节制的抽烟喝酒导致体质酸性化。

环境污染

摄入受过污染的饮用水、农作物、家禽鱼蛋和吸入有害空气；酸性物质滞留在体内使体质酸性化。

运动不足

缺乏运动会导致酸性代谢物滞留在体内不能及时排出。

第三节 常见癌症与饮食

肺癌

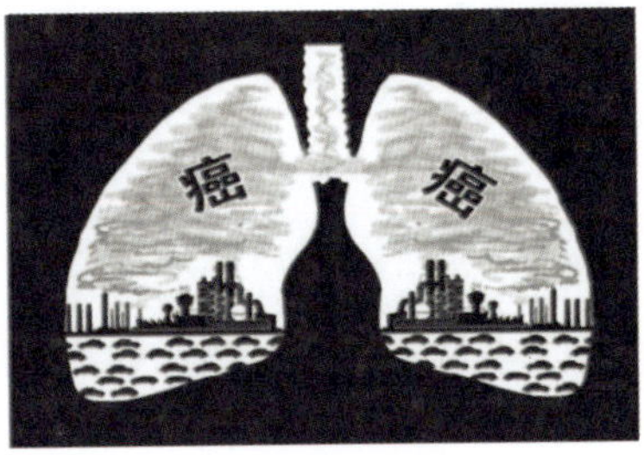

肺癌是最常见的肿瘤之一，也是高发肿瘤之一。

吸烟和不吸烟都可导致肺癌。

吸油烟等一样容易导致肺癌，肺癌和“吸”有关系。

提示

（1）尽量避免高温油烹饪，炒菜使用“热锅凉油”，采用急炒。多食生拌菜，烹饪多用蒸煮炖。

（2）远离烟草，在家经常通风，出门戴口罩，少开车。

（3）使用环保装修材料。

（4）饮食营养均衡全面，提高免疫力。

肝癌

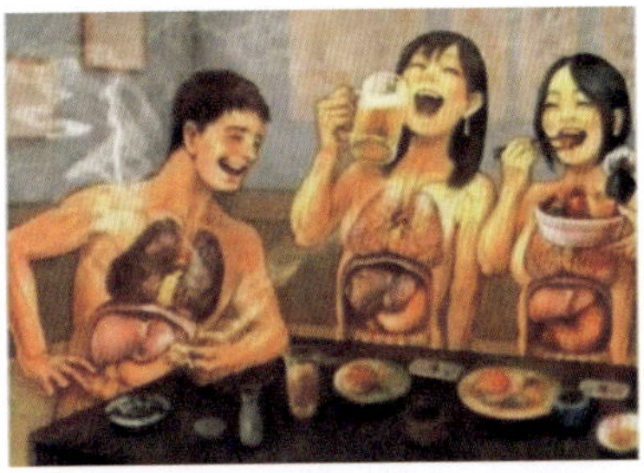

肝癌几乎都是乙型肝炎或者丙型肝炎病毒感染而引起。

长期酗酒导致肝硬化会导致发病。

肝癌和“喝”有关系。

提示

（1）戒酒，抗病毒治疗，多吃新鲜水果蔬菜可以降低患肝癌几率。

（2）饮食营养均衡全面，提高免疫力。

肾癌

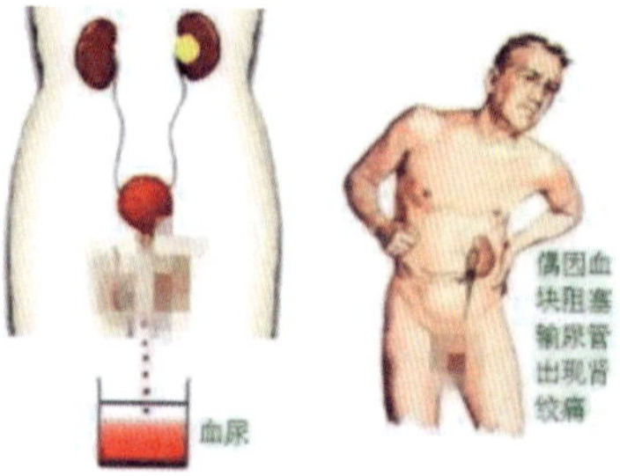

“重男轻女的癌”。

吸烟也是导致肾癌的发病原因之一。

提示

（1）少吸烟，低盐饮食。

（2）发现腰痛、血尿、腹部包块要特别注意。

（3）每年要查肾脏B超。

（4）饮食营养均衡全面，提高免疫力。

胃癌

最怕不守“时间观念”的癌。

三餐不定、压力过大、喜食盐重、吃的太烫容易致癌。

现代研究结论：幽门螺旋杆菌是重要的致癌因子。

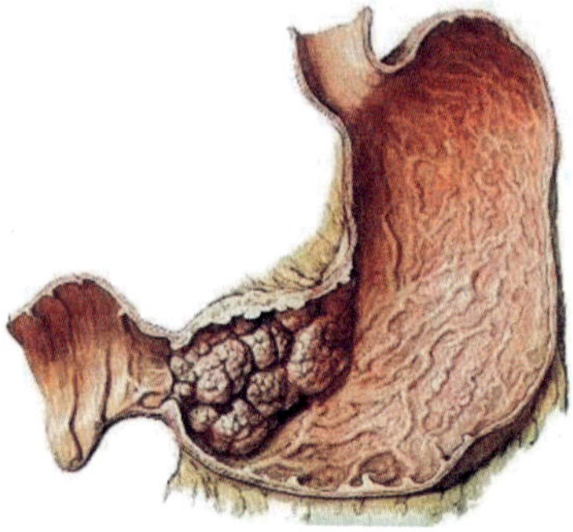

提示

（1）三餐规律，饮食清淡，低盐，进食速度要慢，忌吃过烫的食物。

（2）定期胃镜检查，早发现早治疗。

（4）饮食营养均衡全面，提高免疫力。

大肠癌

“被堵住的癌”。

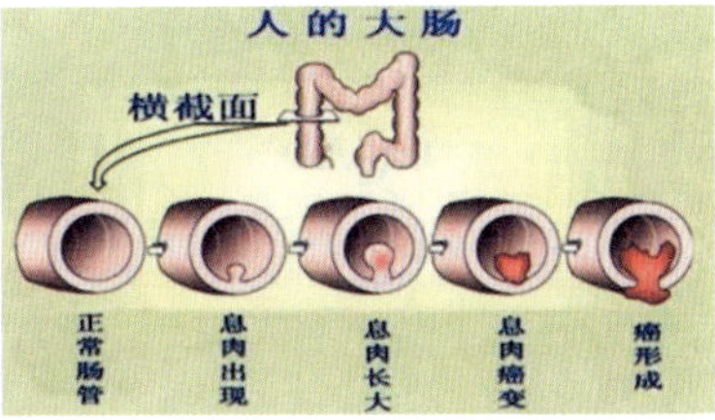

便秘或者排便不畅者，发病概率比大便正常者高。

便血是它的早起症状之一，千万别当作痔疮。

提示

（1）多吃含纤维素的食物，避免长期进食高脂、高热量食物。

（2）肠镜发现有息肉要及早治疗。

（3）饮食营养均衡全面，提高免疫力。

乳腺癌

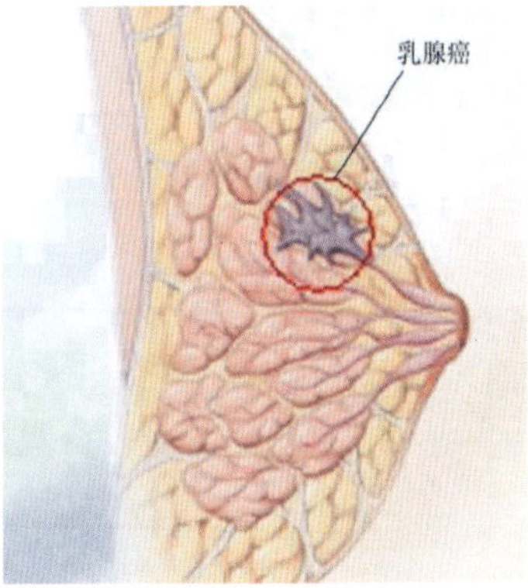

“能自己发现的癌”。

女性经常触摸自己的乳房是否有包块，定期观察可早发现。

肥胖、进食高脂肪蛋白食物容易诱发。

提示

（1）少食高脂肪食物，少食雌激素含量高的食物。
（2）心情舒畅，定期自检和体检。
（3）饮食营养均衡全面，提高免疫力。

宫颈癌

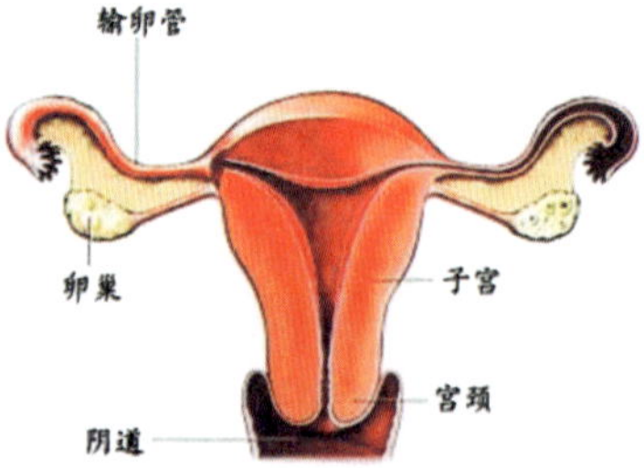

“没有感觉的癌”。

子宫很特殊，疼痛感觉不到，所以很难发现。

提示

（1）少食激素含量高的食物，
（2）注意妇科卫生和炎症，预防病毒感染。
（3）饮食营养均衡全面，提高免疫力。

食管癌

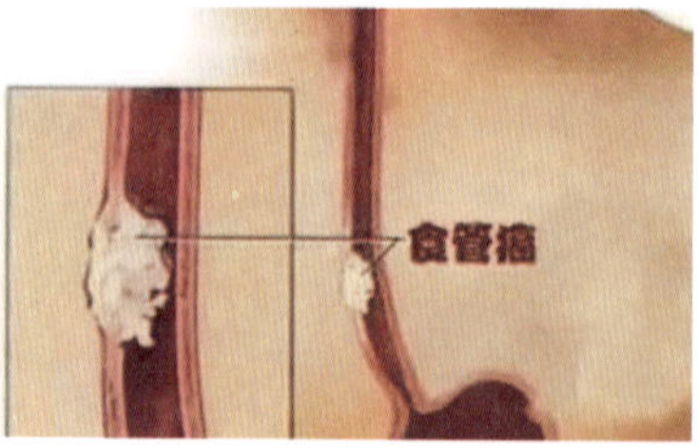

“趁热吃”的癌。

“趁热吃”“吃得快”埋下的隐患、黏膜长期刺激容易导致病变。

提示

（1）少吃酸菜、霉变食物、少饮酒。

（2）忌吃太热的食物，养成“慢食”习惯。

（3）发现吞咽困难、疼痛要尽早到医院就诊。

（4）饮食营养均衡全面，提高免疫力。

胰腺癌

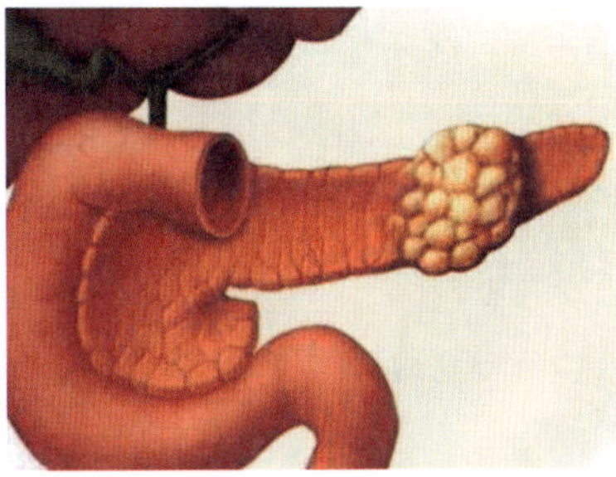

难治的癌

发现腹痛或上腹部饱胀、食欲不振、经常背痛，要赶紧到医院就诊。

提示

（1）多吃新鲜水果蔬菜，少肉多素。

（2）饮食营养均衡全面，提高免疫力。

淋巴癌

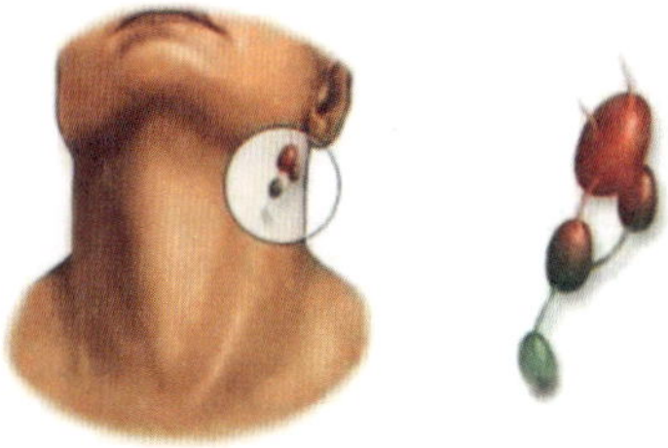

已成为发病率增长最快的血液恶性肿瘤。

早期症状感冒相似。

青年人多见。

儿童与老人都不能幸免。

提示

（1）平时多做净食排毒，清除血液垃圾。

（2）多吃新鲜水果蔬菜，少肉多素。

（3）饮食营养均衡全面，提高免疫力。

膀胱癌

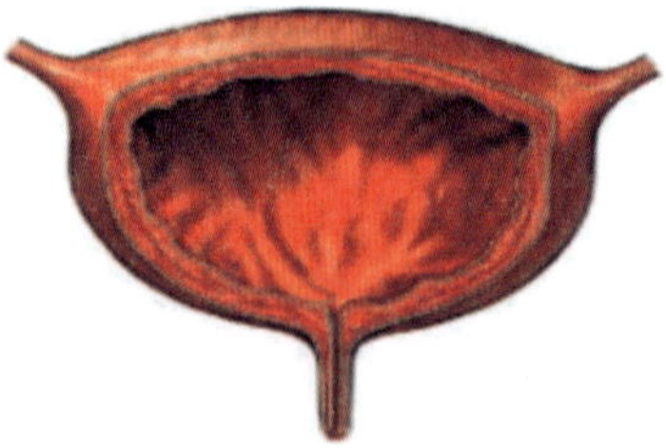

“憋”出来的癌。

有尿意，总要忍到不能忍才上厕所养成的坏习惯。

间歇性血尿是明显信号。

提示

（1）平时要多喝水

（2）多喝酸奶有降低发病率的可能。

（3）间歇性血尿是明显信号。

（4）饮食营养均衡全面，提高免疫力。

各种常见癌症

癌症的种类极多，下图为一般常见的癌症：

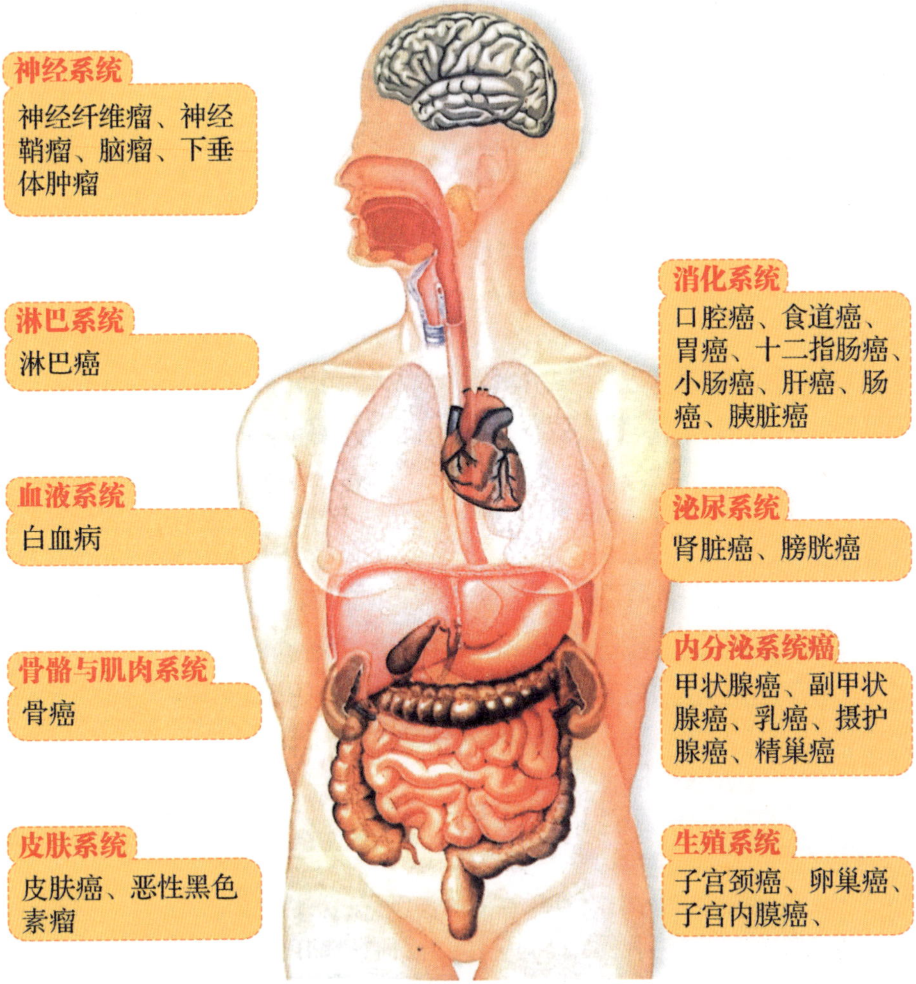

“健康不仅是没有疾病，而且包括身体健康、心理健康、社会适应良好和道德教育。”

——1948年联合国世界卫生组织（WHO）

第四节　癌症与烹调方式

煎炸燻烤是最不健康的烹调方式，不过很多喜好重口味的人都爱以煎炸燻烤烹饪，以致身体储存过多的脂肪。

我们正常的饮食中都不乏脂肪摄取，脂肪可分为饱和脂肪和不饱和脂肪。红肉、全脂乳制品（如奶酪）和一些热带植物的油脂（如椰子油）之中含有大量饱和脂肪，是促成高胆固醇的缘由，食用高脂肪食物会造成身体的胆固醇增加，引发许多疾病的危机。

很多研究显示，饮食中若大量摄取过多的脂肪，尤其是饱和脂肪，罹患癌症的概率就会增高，女性若常吃高脂肪食物，患上乳癌的风险也比一般人高。

摄取过多油腻的食物，身体需要大量的潜在酵素去分解。身体会从油腻食物分解出胆固醇，继而产生胆汁酸。而这些从油腻食物所产生的胆汁酸会进一步经过代谢后，转变为一种高毒性物质。这些高毒性的物质，称为石胆酸，摄取大量高脂肪食物的人，不仅会有冠心病的危机，患上结肠癌概率也高，因为在结肠癌的患者体内中，石胆酸都比较高。

虽然医学尚无法证明长期摄取煎炸食物是造成癌症的因素，但煎炸食物少不了使用大量食油烹调，过多摄取饱和脂肪，是会增加癌症的风

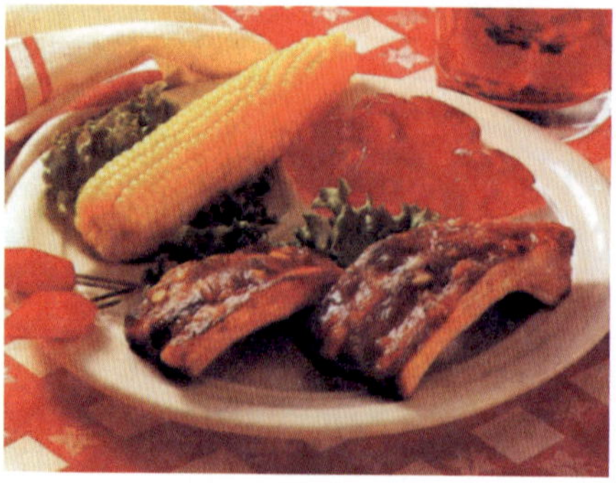

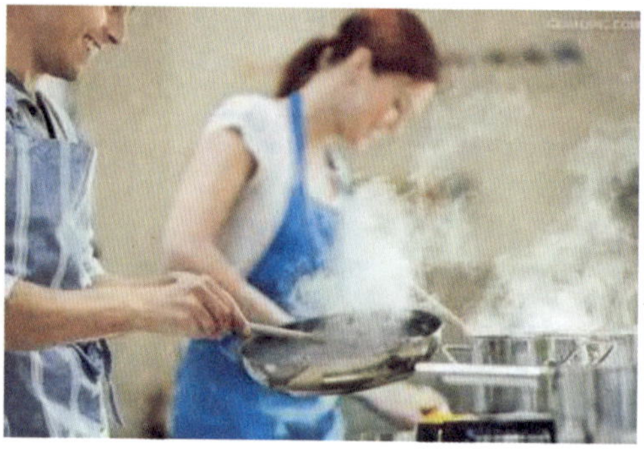

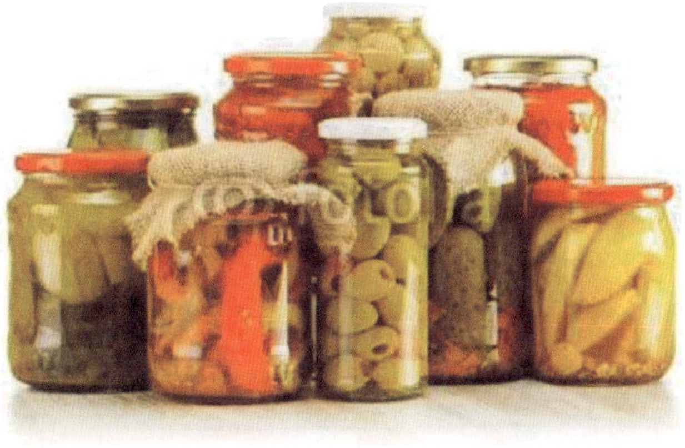

险的。

除了油腻食物外，一般人爱吃的腌制食物。世界卫生组织国际癌症研究中心进行了一项研究显示，大量摄取腌制肉类如热狗、熏腊肠、火腿等，都会增加罹患肠道癌及胃癌的风险。

煎炸燻烤都是将食物经过高温长时间烹制，除了会造成营养素破坏流失外，也常会在烹调过程中产生致癌毒素，危害人体健康。

因此，正确的烹调方式成为重要的健康方案，透过烹调方式的改善，才能有效阻止癌症的攻击，及早提防，不至于让癌症“有机可乘”，因此我们必须做到谨慎选择饮食，正确处理及烹调食物。

在防癌抗癌的道路上，植物性食物永远是最好的良伴，因为植物性食物可以增强身体的免疫系统功能，抵御危害人体的病菌及毒素，避免癌细胞的衍生。

为了不破坏植物性食物原有的矿物质及维生素，“生食”是可以全面吸收植物性食物有益健康的营养元素，包括抗氧化剂、植物营养素及多糖体等，而植物所含有的丰富纤维，对人体消化系统也扮演净化排毒的功

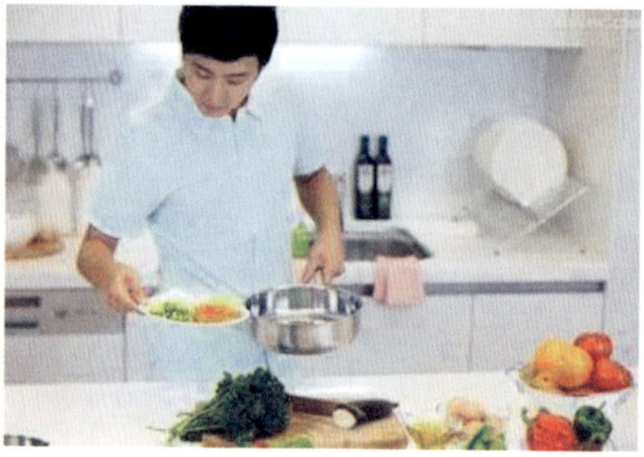
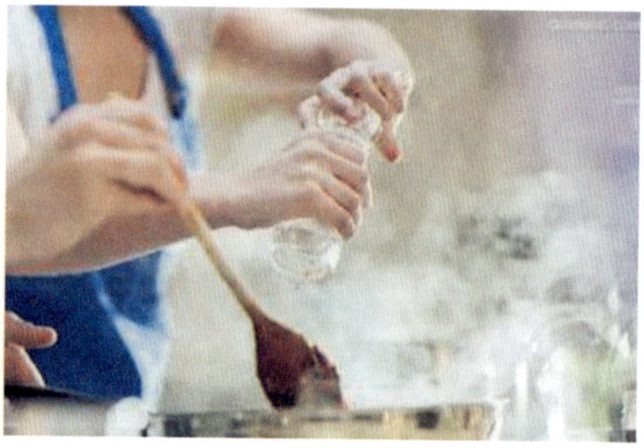

效。所以生吃植物性食物对身体非常好。

“生拌”是最佳的烹调方式之一，“清蒸、水煮、炖”也不错，并可适量加入不饱和脂肪如橄榄油，除了可以增加食物的美味外，也可以摄取不饱和脂肪以达到降低血中的总胆固醇以及抵抗氧化反应的功效。

炒菜也要“急炒”为好，避免过高油温，尽量用“热锅凉油”的方式。

第2章 癌症不可怕，走出误区很关键

第一节　走出恐惧、慌乱、急切，平静接受

“癌”是许多家庭永远的痛，“癌”毁了不少幸福的家庭。仿佛所有人对“癌”这个字眼，都有巨大的恐惧感，在这个癌症猖獗的时代，许多人总会将“癌”与“死亡”画上等号。

其实，癌症并不可怕，它不过是我们的身体里面长了个多余的肿块或者痘痘，既然能够长出来，说明我们身体这块“土地”给这个肿块提供了适合它生长的“土壤”，所以它才会“出生并且成长”。

我们一定要明白一个简单却又深奥的道理，就是：“能来就能走”，所以，根本无须害怕。

不过，解铃还须系铃人，需要自己用心和找对方法解开就是了。

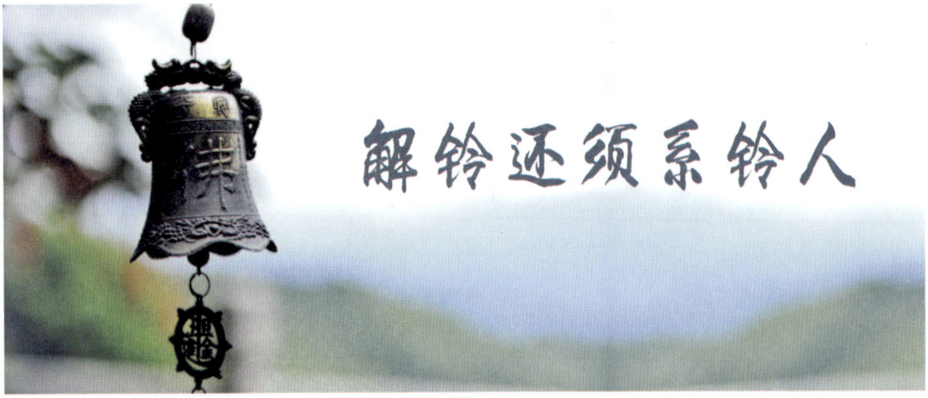

人们为何对癌症如此恐惧和害怕呢？

原因是人们看到太多癌症导致的死亡，但是，人们却很少去寻找癌症产生的原因。其实，我们只要找到原因，去掉发病的环境，不就好了吗。

世界卫生组织曾指出：90%的癌症都是由外在环境与不当饮食因素所引起，有5%~10%的癌症是由基因遗传所导致。简单来说，癌症与生活起居习惯、饮食内容、情绪压力、环境污染等因素息息相关。所以，许多时候，癌症是可以加以预防的，当然也是可以治愈的。人们之所以不怕感冒，因为知道感冒的原因，并且了解治疗的方法而已。

健康本来很简单

让身心回到原始，回到自然保健疗法，
癌症将会远离你，让身心得到最大的喜悦与舒畅。
一切的发生，都是好事，相信，人生中一切事情的发生，
都是一个学习成长的过程。
发生，
即是提醒，
发生，
即是重生。

瘀积肿块无法阻挡生命的流淌

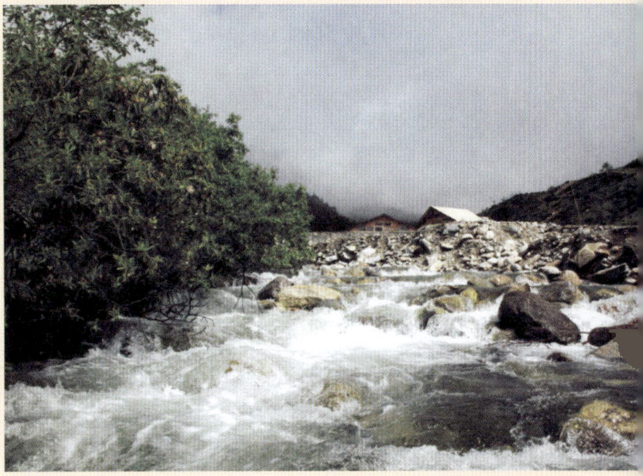

生命像一条溪流，从山顶流到大海去完成一个时空过程。溪流夹带的泥沙形成了瘀积，像人体内的毒物形成的肿块。任何一种瘀积都无法阻挡生命的水流流向大海，与任何肿块都无法使生命停止呼吸是一样的道理。如果认为发现癌细胞能预测生命的危险，岂不像认为发现流水中的泥沙，就能知道河流必将发大水一样的没有道理吗？

第二节　信念是黄金，行动是法宝

信念转变,一切改变。

得了癌症是因为你曾经“做错了”一些事情，快速改正过来就是了。

癌症是一种思想、身体和精神上综合的问题，要用积极和正面的思维，配合适当的医疗，配合对症的饮食，癌症自然最终会消失。

癌症听起来好像挺恐怖，但却也让我们更加了解生命的可贵，也激发了我们想要康复的愿望，因此更积极地面对未来的治疗。不只是时间长短问题，而在于它的意义与品质。

认真问自己4个问题

我是谁？

目的仍在认清自己，明确清除自己的身份责任，加强信心。

我现在要什么？

如果我得了癌症，现阶段我最迫切需要的是什么呢？

我现在能够做什么？

哪些是要我自己能够及必须去做、执行的？

我需往哪个方向去？

对于医学、饮食、自然疗法等我可以向谁或必须向谁寻求协助帮助我呢？

第三节　找到治本的核心

医学之父希波克拉底希拉曾说：我们每个人体内都有一个“医生”。它就是“自愈力”。我们所要做的就是帮助这个“医生”发挥作用，我们的自愈力就是我们康复的重要力量，最好的医生是自己，最好的药物是在你的食物中。

西方人常说：现在的我，是过去吃了什么而造成的（you are what you eat）。

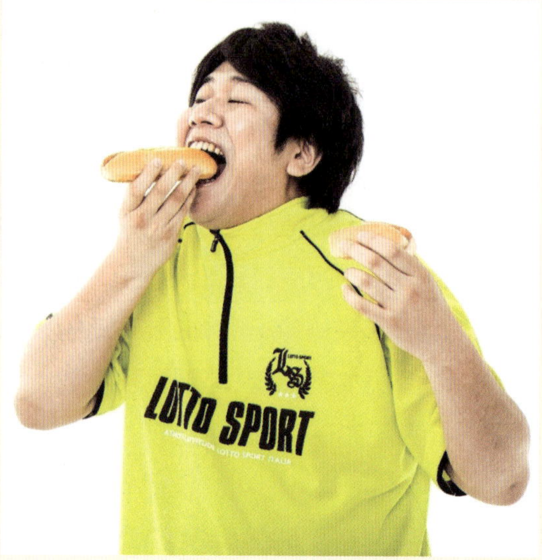

你是温水中的青蛙吗?

当一只青蛙掉进热水里，本能反应是马上跳出来。但是，它如果待在一锅正在加热的冷水里，随着水温逐渐的升高，它不但不会跳出来，而且会一直待在水里，一直到被煮熟为止。其实，大多数现代人就像是那只青蛙一样，掉入了危险陷阱而不自知。然而，也有很多现代人清楚地知道不健康的饮食和生活习惯对身体健康有不良影响，却因为忙碌的生活方式而继续，例如：加工食品、以零食替代正餐、高压力实物，如煎炸食物和挑食等，再加上熬夜导致睡眠不足、缺乏运动和污染的环境，这一切就像无形杀手，无声无息地摧毁你的健康，待身体出现状况时，后悔已太迟了。

第四节　坚持用正确的方法，慢工出细活

找到了问题的根源，找到了方法，接下来要做的事情就是要坚定地去做，“行动，坚持，信念”就是胜利，给自己6 个月时间，期许重塑一个健康的你。

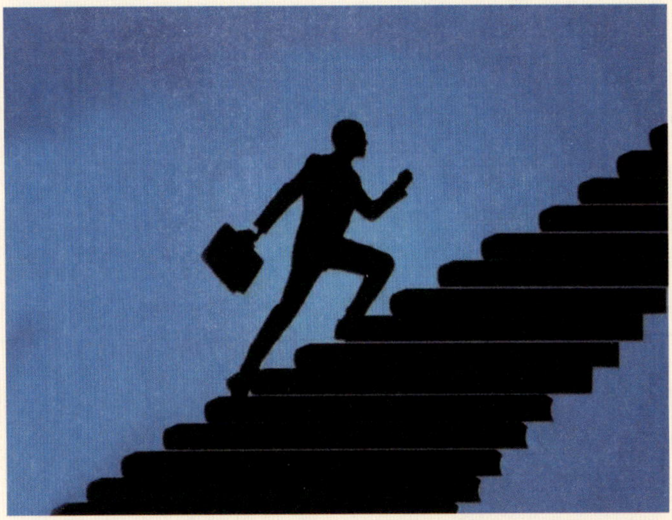

慢工出细活小启示

我是个慢性子，做事讲究慢工出细活，跑步的时候，没有爆发力，但是我耐跑。

我非常推崇的一本书，是《自控力》，该书详细地阐述了意志力是怎么一回事儿。

其中讲到，我们大部分人在做决定的时候，基本上都是开了自动挡，根本就意识不到，尤其是你注意力不集中的时候，很多动作都是潜意识下自动完成的。

举一个最简单的例子，我泡完脚之后上厕所，打算上完厕所之后用泡脚的水冲厕所，但是脑子在想别的事情，上完厕所顺手就按下了冲水按钮，看到那一桶洗脚水的时候，才想起来之前的打算。

有些事我真的主张慢一点，比如读书，如果现在有人告诉我他平均每个星期甚至每天都读一本书，我真的不觉得他有多厉害。

因为我觉得读书真的是一个非常缓慢的过程，每一个字都是作者的心血。现在市面上流行的“快速阅读术”，跟狼吞虎咽地吃饭没什么区别。

……

颈椎不舒服，按照丫头教给我的方法推拿，没说次数，我想着一百次就够了吧？结果尝试了一段时间，发现不行。

后来我觉得，是我每一次的力度不够，单纯地追求那个“100次”，慢一点，每一次力度都要够，累了，就歇一下，好了继续，别说，还真有效果。

第五节 正确理解自然疗法与现代医学

现代医学

这里所说现代医学指的是现代主流西医。现代主流西医一般都是以治疗局部疾病为主，并针对疾病采用侵入性治疗，消除病痛或者症状来达到局部的康复。

200 多年来，现代医学得到了快速的发展，特别是检测设备的革新，使得检测手段得到飞跃，解决了诸多肉眼无法实现的判断，从而对疾病的早期预防发现和局部治疗手段有了更多的数据和依据。

但是，我们要明白一点，检查所得的数据，“是结果而不是原因”，绝大多数治疗目标，是结果而不是查找原因。

现代医学主要的职责是“控制当下发生的疾病”，对于“预防和复发”则需要患者自己面对。

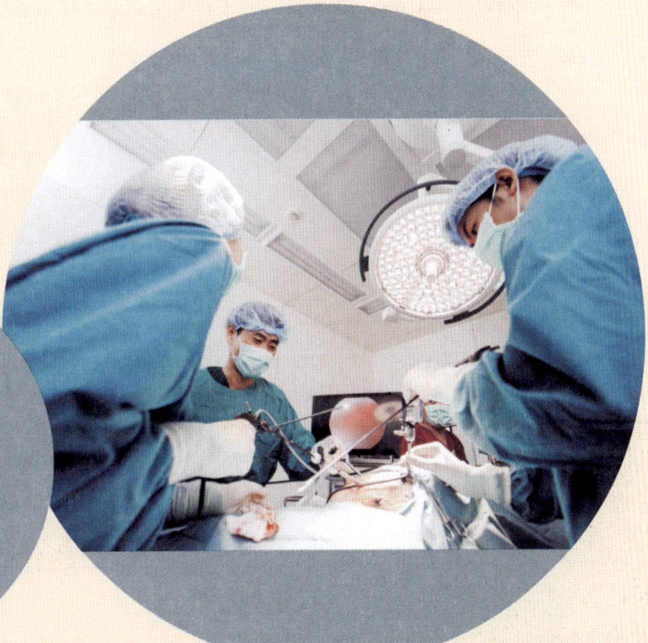

关于手术

“手术”这个词，在今天已经成为家喻户晓的名词。说明了手术的普及之广度，同时也说明了它解决了很多过去不能解决的疑难问题。“手术”是一个高度紧张和高强度、高风险的工作，所以，医护人员的工作是非常辛苦的。

“手术”的发明本身是解决紧急状况和特殊状况，解决主要矛盾而忽略次要矛盾，它本身就存在很大的伤害和副作用，所以，“手术”并非是必行之路，也不是所有人和所有病症都适合的。所以，必须“客观理智对待手术”，不能依赖手术解决所有的问题。

早期西医的治癌方法只是手术切除癌病灶。任何病灶，都是疾病的结果而不是疾病的原因。现代医学称“切除病灶叫做手术根除”，只要癌病灶没有了，癌也就给治住了。于是，人们便认为手术能够除根。只要做了手术就会安全，心理就会得到安慰。其实“手术根除”只是一个相对的概念，指的是局部的病灶得到了暂时的控制，至于未来别的地方再长或者转移，那是一个未知的答案。

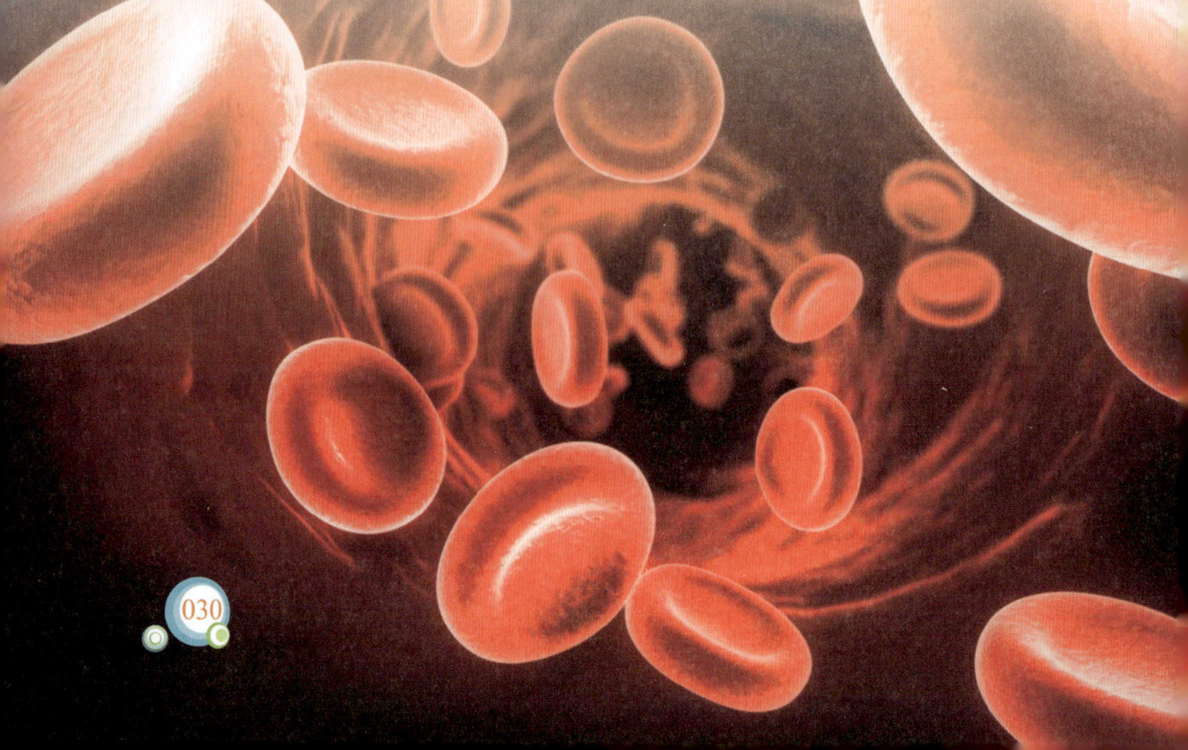

人之所以生癌，是因为体内的细胞出了毛病患上了癌肿。所以，只有彻底改善身体的血液品质（从饮食下手，让血液变成弱碱性），变得不再适合癌细胞生存。

找到身体的本源，回归身体的本源，让生命重现，需要用自然疗法来帮助身体自愈。

放疗和化疗

放疗和化疗是治疗癌症常用的两种手段，除了知道这一点之外，很多人对放疗和化疗的了解还是非常浅显的，甚至以为两者是一样的。其实，放疗和化疗有很大的区别。

化疗：化疗即化学治疗，指用化学合成药物治疗疾病的方法。化疗是目前治疗肿瘤及某些自身免疫性疾病的主要手段之一。但在治疗中，患者普遍有明显的恶心呕吐等副作用，给患者带来不适感。用药物治疗癌症，这些特殊的药物可杀灭肿瘤细胞，同时也会杀死正常细胞。常用的药物有：表阿霉素、阿霉素、柔红霉素、丝裂霉素、氟尿嘧啶脱氧核苷酸等。这些药物经常以不同的强度联合应用。

放疗：医学术语。是用各种不同能量的射线照射肿瘤，以抑制和杀灭癌细胞的一种治疗方法。放疗可单独使用，也可与手术、化疗等配合，作为综合治疗的一部分，在手术前先作一段放疗使肿瘤体积缩小些，便可使原来不能手术的患者争取到手术的机会。对晚期癌症则可通过姑息性放疗达到缓解压迫、止痛等效果。

化疗和放疗有一个共同点：那就是有一定的副作用。

自然疗法

“自然疗法”这个名词，虽然至19 世纪末期才出现，但是其理念根源却有数千年，它吸收了许多国家的医疗智慧，包括中国的中医，印度的阿南达医学等。

所谓自然疗法，就是运用各种自然方式和采用非侵入性的治疗，使人体能够以“与生俱来的自愈的能力”达到最健康的程度。自然医学不但具有科学性和理论性的医学，并且强调和注重预防医学，所以主张使用天然、无害、无毒、无副作用的自然疗法来预防疾病，治疗病痛和维持健康。

自然疗法最基本的就是“调整饮食结构，调整生活习惯”，同时通过数种治疗形式来强化健康。

目前，自然疗法包括临床营养学、生机饮食、中医、心理治疗、物理疗法、音乐疗法、净食断毒疗法、大肠水疗、芳香疗法、运动疗法等。

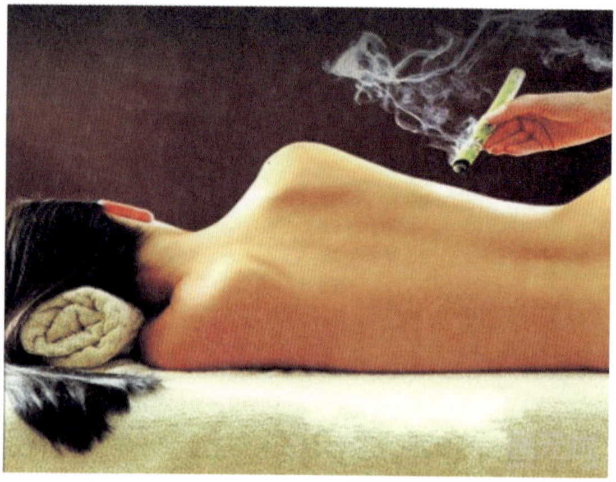

自然疗法是一个很好的辅助疗法，它可以帮助我们回到身体的本源，但它有时候无法替代医学，尤其是在紧急状况和需要手术时。

最好的疗法=现代医疗+自然疗法

第3章
癌症的现状与未来

第一节　中国癌症十大现状

这是一组“触目惊心”的数字

- 中国新增癌症病例世界第一
- 中国癌症死亡人数世界第一
- 中国癌症死亡人数占全球四分之一
- 中国癌症发病人数占全球五分之一
- 每1分钟5人死于癌症
- 每1分钟6人被确诊为癌症
- 每天8550人患癌
- 每年癌症发病率升高3%
- 未来20年，中国癌症出现“井喷”

2015年2月4日《人民日报》

触目惊心！关于中国肿瘤现状的几个数字。

中国的总体癌症死亡中，其中一大部分都是可以避免的。

中国癌症现状一

已成为“公共卫生问题”和“社会问题”

健康梦是中国梦的重要组成部分。2 月4 日是世界癌症日，新华社记者2015年以来在北京、上海、甘肃、浙江等地走访大量肿瘤防治专家和临床医生了解到，伴随着老龄化加快、生态环境遭受破坏、**“不良生活方式”及食品安全问题**凸现，我国肿瘤发病率多年持续上升，已成为一个必须高度重视的公共卫生问题乃至社会问题。

更为严峻的是，这种势头并未得到有效遏制。国家癌症中心肿瘤流行病学研究员**代敏**介绍，今后20 年，我国癌症的发病数和死亡数还将持续上升：根据国际癌症研究署预测，如不采取有效措施，我国癌症发病数和死亡数到2020 年将上升至400 万人和300 万人；2030年将上升至500 万人和350 万人。

在很多人眼里，觉得癌症非常可怕。

中国癌症现状二

上升幅度太快，年轻化，老龄化

在河南、浙江等在网络上被称为“癌症村”的几个村庄，村民熟悉而又害怕听到“癌症”二字。其中一个村的医务人员表示，村民患癌趋向“年轻化”，四五十岁年龄段的人数在增多。

陕西省肿瘤医院头颈肿瘤外科**梁秦龙**主任医师从事甲状腺癌治疗20余年，在临床中，他发现甲状腺癌发病率**“上升幅度太快”**了，并且呈逐年递增态势。

从全国肿瘤防治研究办公室及东、中、西部医疗专家了解到的情况和部分临床统计看，由于人口“老龄化”等原因，当前我国癌症发病率、死亡率呈持续增长趋势。曾经，北京胸科医院肿瘤一科123张病床收治的都是肺癌患者。北京胸科医院主任医师**徐丽艳**从事肺癌的诊断和治疗20多年，她说：“在病房里经常能看得到**30多岁到40岁**的年轻肺癌患者。”

“肺癌的发病率随年龄的增大而升高，**35岁**人群肺癌发病率上升加速。”北京市肿瘤防治办公室副主任王宁说，10年间北京市肺癌的发病率约增长了43%。

中国癌症现状三

“死亡率高”的重要原因多是“中晚期”被发现

我国癌症发病率接近世界水平，但死亡率高于世界水平。北京大学肿瘤医院院长**季加孚**说，这首先有人种和癌谱等客观原因。欧美白种人最常见的是前列腺癌和乳腺癌等生存率超过80%以上的癌症，而我们国家常见的是肺癌、肝癌、消化道癌这些生存率不到30%的癌症。

肿瘤防治专家认为，癌症死亡率居高不下，**一个重要原因在于我国癌症发现较多处于“中晚期”**。中国工程院院士、中国抗癌协会副理事长**程书钧**说，美国近些年来癌症的发病率有所下降，其5年生存率大约在60%至70%，而我国肿瘤患者5年生存率大约在30%左右。

第四军医大学消化病医院副院长**赵青川**说，我国肿瘤治疗的病人中晚期患者居多，早期病人比例较少，治疗效果当然就会差一些。例如胃癌，西安市确诊的胃癌80%以上都是中晚期。

中国癌症现状四

缺乏快速、特异早诊手

美国肿瘤患者5 年生存率高，因为他们发现早期癌症患者的比例较多。

苏州大学转化医学研究院院长**时玉舫**说，我国对肿瘤**缺乏快速、特异早诊手段**。

当癌症病人有“不适感”时去医院通过B 超等检查手段检查发现时，80%以上都已经处于**中晚期**，当在做定期身体体检时，可以筛查出一部分**早期癌症**。

但是，有一个数据值得我们高度关注，癌细胞的变异是一个漫长的过程，我们能否在细胞突变前的危险期能够通过**“检测手段”**尽早发现，并且可以**普及化**，从而进行干预，从此**“与癌走远”**？

当癌症病人有**“不适感”**时去医院通过B 超等检查手段检查发现时，80%以上都已经处于**“中晚期”**，当在做定期身体体检时，可以筛查出一部分早期癌症。

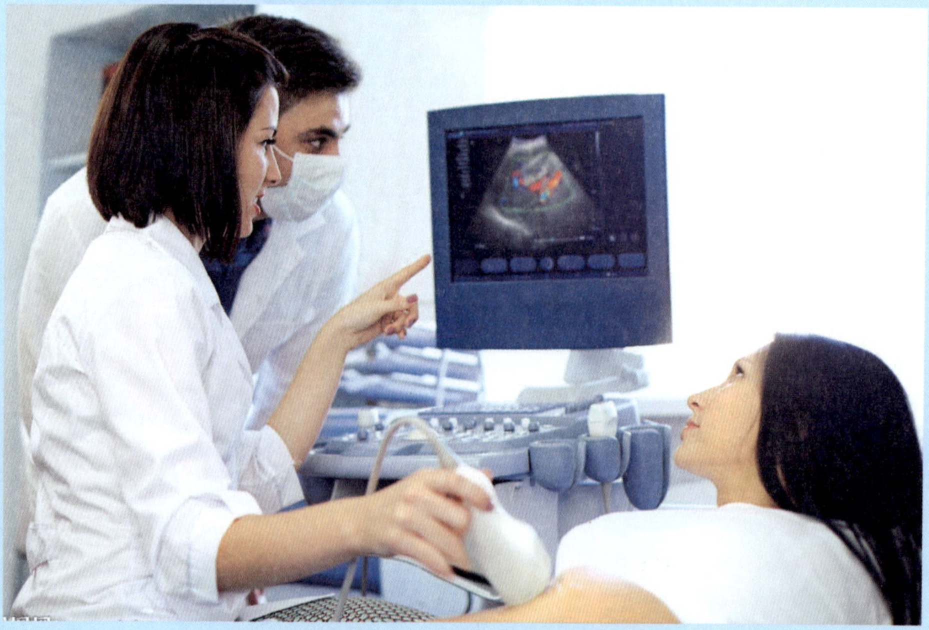

B超等检查手段发现癌症大都已是中晚期

中国癌症现状五

“穷癌”与“富癌”并存
生活条件改善了，为何癌症发病“不减反增”？

全国肿瘤防治研究办公室副主任**陈万青**说，与国外比，我国现在属于癌谱的转型期，发展中国家的**“穷癌”**依然高发，但逐渐往发达国家的**“富癌”**谱转变。“我国出现发展中国家癌谱和发达国家癌谱**并存**的局面。”

研究结果发现，社会地位以及经济地位与罹患癌症的类型之间存在着重要的关联性。

所谓“穷癌”，是过去一些贫穷地区的居民由于饮食、生活条件差等原因诱发的癌症，和医疗条件落后，长期慢性感染有关，如胃癌、食管癌、宫颈癌等。所谓**“富癌”**，却是由于过多摄取**高脂蛋白饮食、缺少运动**等原因诱发的。

第三次全国居民死亡原因调查结果显示，我国城乡居民的肿瘤死亡构成正在发生变化，与环境、生活方式有关的肺癌、肝癌、结直肠癌、乳腺癌、膀胱癌死亡率呈明显上升趋势。

长安医院肿瘤科主任崔立春说，越来越多的“富癌”正向我们走来。癌症病人的生活习惯越来越类似，越来越和我们当下的生活饮食习惯息息相关，肺癌、结直肠癌、乳腺癌、淋巴癌、前列腺癌等都是“富癌”。

其实富癌也可以理解是“动物高蛋白质癌”。

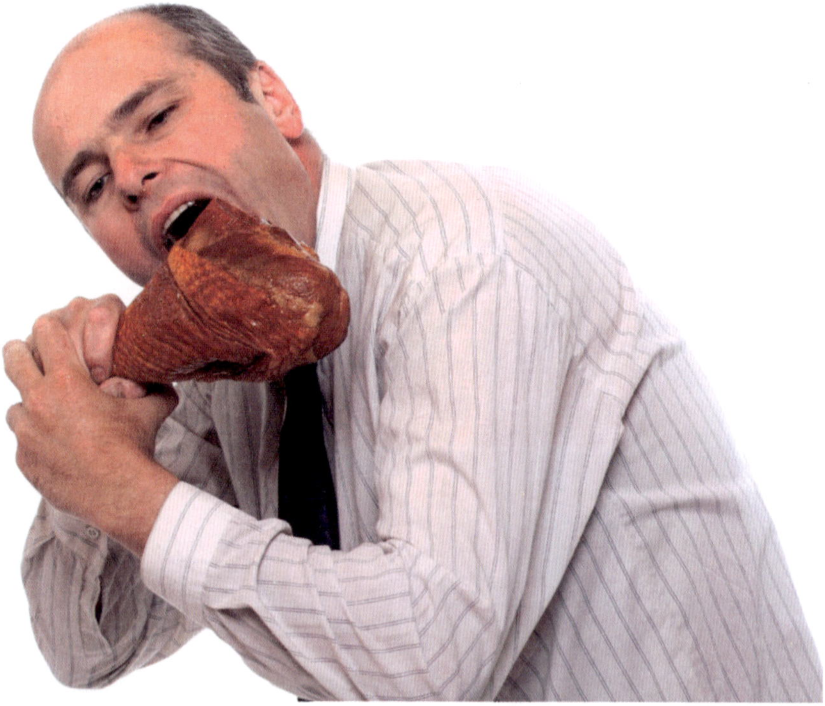

中国癌症现状六

“一人患癌，全家变穷”

癌症高发，增加的不仅仅是患者的伤痛，还给家庭、社会带来沉重的经济负担和精神负担。**“一人患癌，全家也许会变穷”“一人患癌，全家可能不消停”**。

相关资料统计，每年全国因肿瘤造成的门诊和住院花费非常高，远高于其他慢性病的医疗费用，是卫生总费用上涨的重要因素之一。许多家庭因为昂贵的治疗费用债台高筑，不堪重负，家属和患者双双陷入痛苦折磨之中。

中国癌症现状七

缺乏患病“高危人群”的“排查和干预”力度

世界卫生组织根据近半个世纪的研究成果，将“健康”定义为：“不但是身体没有疾病或虚弱，还要有完整的生理、心理状态和社会适应能力。”

据专家介绍，中国符合世界卫生组织关于健康定义的人群只占总人口数的15%，与此同时，有15%的人处在疾病状态中，剩下70%的人处在“亚健康”状态。通俗地说，就是这70%的人通常没有器官、组织、功能上的病症和缺陷，但是自我感觉不适、疲劳乏力、反应迟钝、活力降低、适应力下降，经常处在焦虑、烦乱、无聊、无助的状态中，自觉活得很累。

70%的亚健康人群中有70%以上比较严重的人就是患癌高危人群，如何让这些人**“转危为安”**将他们变为健康人群，将是一个意义非常重大的工程。

我国目前缺乏对患癌“高危人群”的“排查和干预”力度。如果早排查、早干预，那将会大大降低癌症发病率，防患于未然，防患于眼前与未来，从而大大降低癌症发病率。

中国癌症现状八

国民缺乏高度的防癌“意识、观念和方法”

世界卫生组织专家认为：

“人不是死于疾病，而是死于无知。”

“人死于没有保健意识，人死于没有预防意识。”

人的生命其实来源于我们大脑的意识和指挥，只有有了强烈的“意识和观念”，才会真正“重视和行动”，才能“防癌于未然”。

很多人总是“带着冒险精神，存着侥幸心理。”

乱吃乱喝没关系，冒险一天又一天，觉得别人会生病，自己则是幸运儿，这样就显得非常愚蠢不明智了。

结果往往导致一错再错，错过机会，使自己最终陷入非常危险的境地……

中国癌症现状九

缺乏“防癌抗癌”知识的普及和教育

由于种种原因，很多人对“癌”缺乏应有常识，也不愿意花太多时间了解和学习，以为“癌”离自己很遥远，殊不知，它有可能随时发生在你或者你最亲的人身上。

所以，各机关团体，企事业单位，学校社区应大力组织宣讲“防癌抗癌”知识，全面提升全民素质，“增强意识，学会方法，付诸实践”，远离再远离**“人人恐惧又与人人有关”**的**“癌症”**。

抗癌防癌知识专题讲座

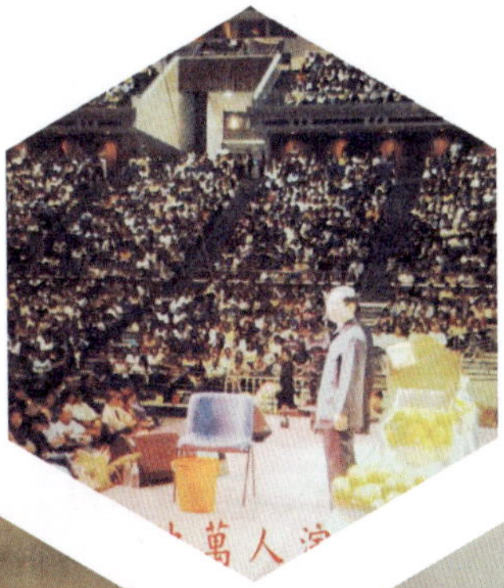

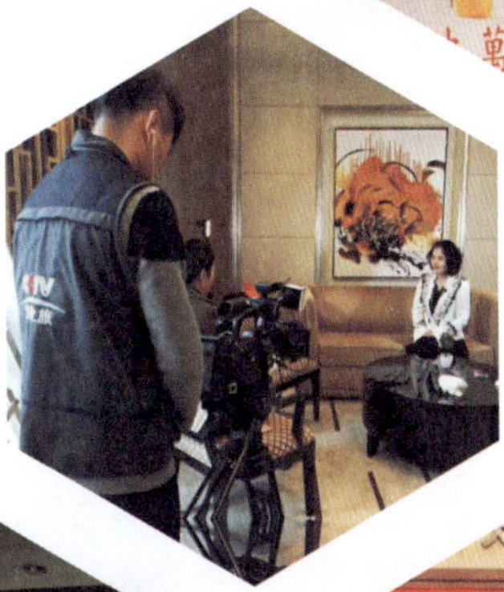

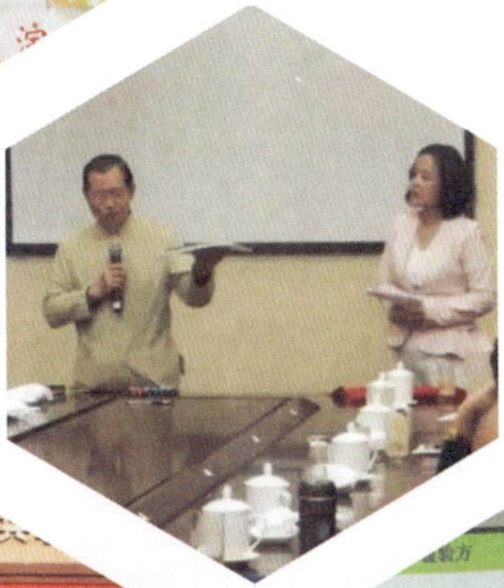

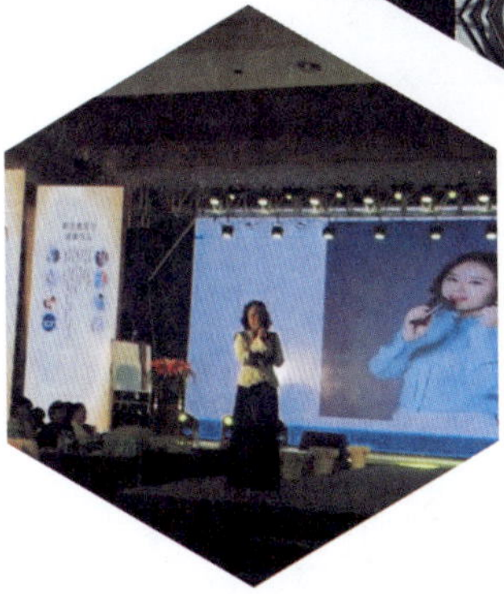

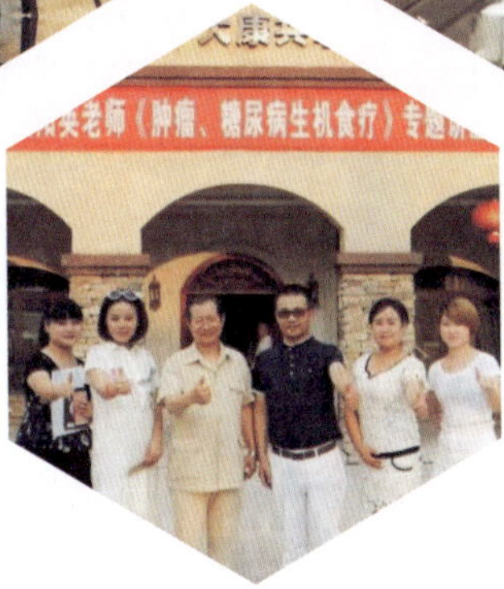

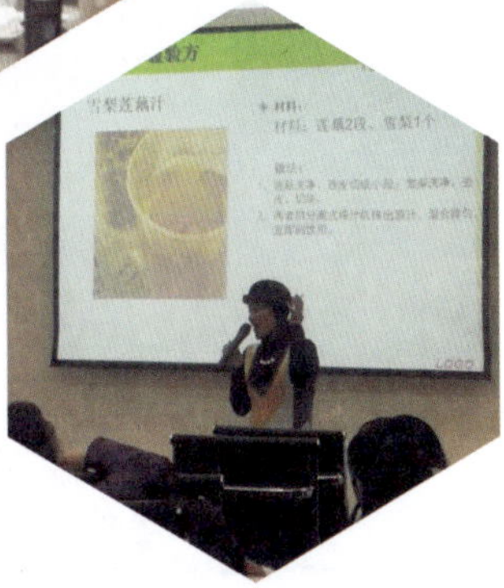

中国癌症现状十

向癌症宣战的时刻到了！

40多年前美国向癌症宣战。1971年，时任美国总统**尼克松**签署《国家癌症法》，医疗界认为是吹响了向癌症宣战的号角。当前，美国癌症的发生率和死亡率开始下降。

“中国正面临一场应对癌症的战争。”谈及我国癌症现状，全国人大常委会副委员长、中科院院士**陈竺**曾表示。

专家建议，癌症防治工作国家应下定决心、加大力度、集中各方面力量，共同开展工作。需要树立“大卫生”观念，群策群力推行癌症综合**防控**策略。各级政府应建立政府领导、卫生部门主导、多部门协作和社会广泛参与的癌症**预防和控治**。

向癌症宣战的时刻到了！

第二节 癌症地图村

《人民日报》旗下媒体“生命时报”官方微博2014年12月17日发布了最新版“中国癌症地图”，总结了各地最多发的癌症。从图中可以发现，甲状腺癌和乳腺癌在全国所有城市都高发。

癌症村的分布不再是一个一个点，而是成片的一个带。一个个癌症高发区让人触目惊心，极高的死亡率让脆弱的生命不堪一击，如若不加以控制，健康将离我们越来越远。

为方便老百姓了解癌症在各地高发分布情况，2014年8月科技部启动了“《中国癌症地图集》编制”项目，项目成果预计于2017年出炉。新版癌症地图，将更全面地了解我国癌症负担的分布，尤其是确定哪些地方高发，可以提高恶性肿瘤病因学的研究效率。

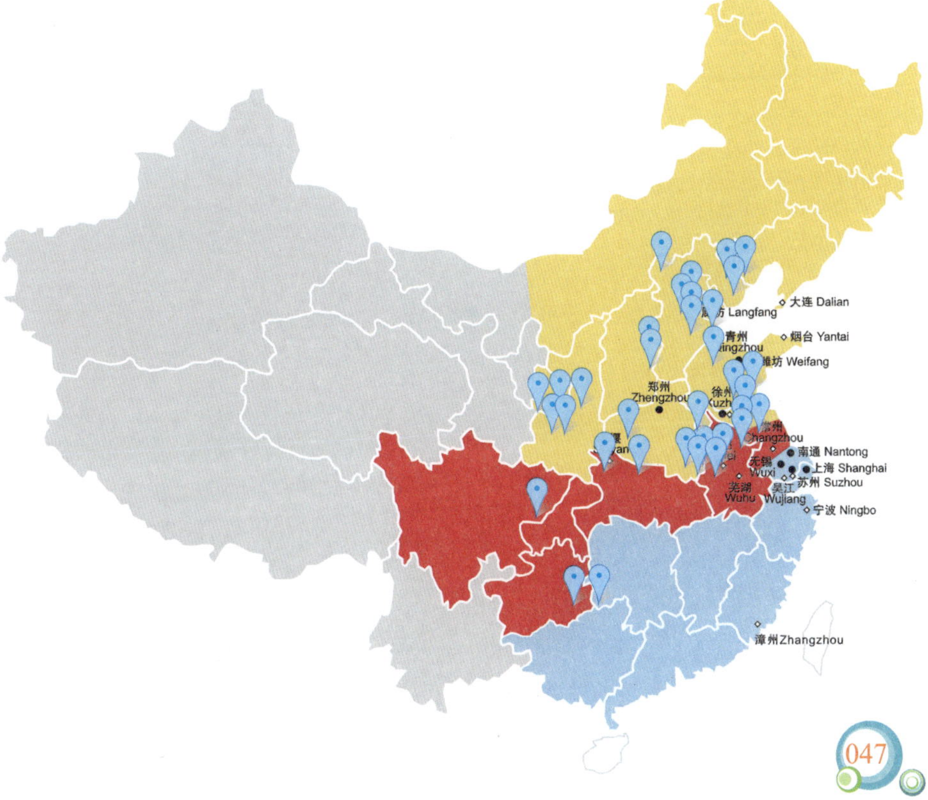

第三节　癌症高危人群有哪些?

中老年人群

爱吃肉、甜食人群

不良饮食习惯人群。暴饮暴食、长期食用腌制、熏制食品者、长期熬夜者

不良生活习惯人群。15年以上吸烟史者、长期酗酒者，长期熬夜者，生活不规律者

有相关疾病史的人群。慢性肝炎患者、慢性胃肠炎患者、血吸虫感染者；子宫颈炎、宫颈糜烂者；乙型、丙型肝炎者；慢性皮肤溃疡者，这些疾病后期可能会恶变

具有癌症遗传易感性的人群。直系亲属中有癌症患者的人群，尤其是乳腺癌、结肠癌、肺癌、白血病等癌症家庭史的人群

长期接触致癌物质的人群。这些物质包知：如石棉、苯、镉、砷、木屑、放射线、铬、紫外线、烷化剂、芳香胺、多环烃、乙烯雌酚、氯乙烯、双氯甲基醚、煤烟和焦油、杀虫剂、橡胶、冶炼业、家具制造等

个体特殊易感人群。如精神长期处于抑郁、悲伤、痛苦、焦虑、自我克制的，长期生活节奏紊乱、神经高度紧张的工种以及处于恶劣工作环境中的从业人群

身体有问题。长期处于便秘、肥胖……

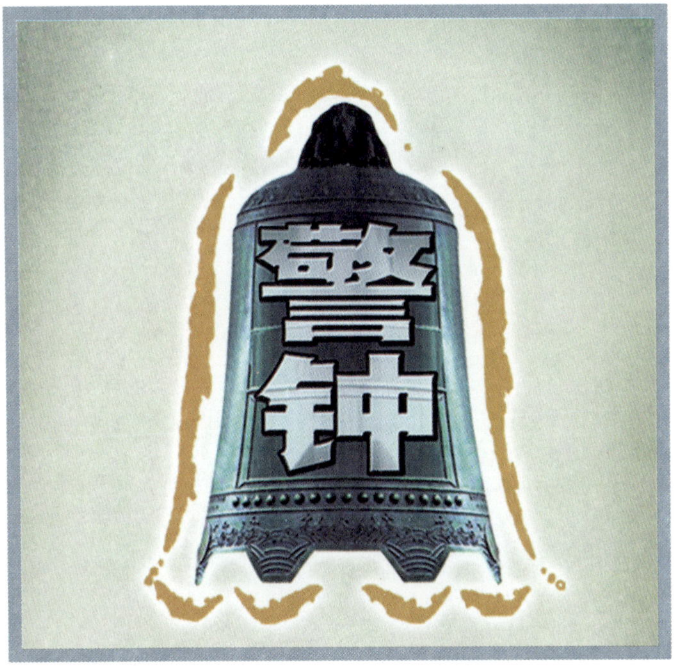

第四节 预知身体“患癌风险”指数

如何早早预知身体患癌风险

答案是：

检测　**体检**

想要好身体，就需要先了解身体，了解身体的最直接的办法就是检测和体检。

最可怕的是等病来了，想治但不见得能治愈，到那时再多的想法和办法已经没有意义。

预防大于治疗，今天不舍得花精力预防，以后会花更多的时间去治病。

中国目前三种人群划分

健康人15%

亚健康人群70%（其中70%属于患癌高危人群）

生病人群15%

患癌高危人群比例占总人群50%左右。

世界卫生组织指出：大部分的癌症都是由外在环境与不当饮食所引起，有少部分的癌症是由基因遗传所导致。简单来说，癌症与“生活起居习惯、饮食内容、情绪压力、环境污染”等因素息息相关。可见许多时候，**癌症是可以预防的**。

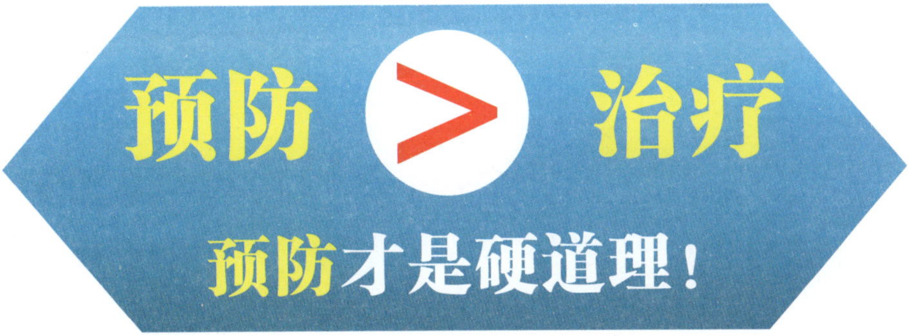

资料：浙江省肿瘤医院公布了一组癌症筛查调查，看上去有一些吓人：杭州拱墅、江干两区共有20036位居民参加风险评估，有9719人是患癌高危人群，占总人数48.5%。

肿瘤风险调查评估，从2014年3月开始，除了浙江省，还有11个省份共同参与，但是数据都不乐观，都市人患癌风险呈逐年增加趋势。

近半癌症高危人群，4.5%已有病变“调查发现，患癌高危人群达48.5%，接近一半，但这不意味着这些人一定会得癌，只能说，他们比其他风险低的人，更容易在促发因素的作用下，患上癌症。”

经过筛查之后，发现有902位已患有不同的病变，病变比例为4.5%。其中肺部有结节的最多。

过了40 岁，患癌风险大大增加。

第五节　我们的后代面临癌症更大的威胁

随着加工食品的充斥，生活节奏的加快，年轻人崇尚速食、快食，并且因为熬夜，生活不规律等情况日益严重，导致癌症日益年轻化且数量逐年剧增，并会井喷式地爆发，如果不及时扎实地普及“防癌抗癌”知识教育，并且踏实落实，后果将非常严重。

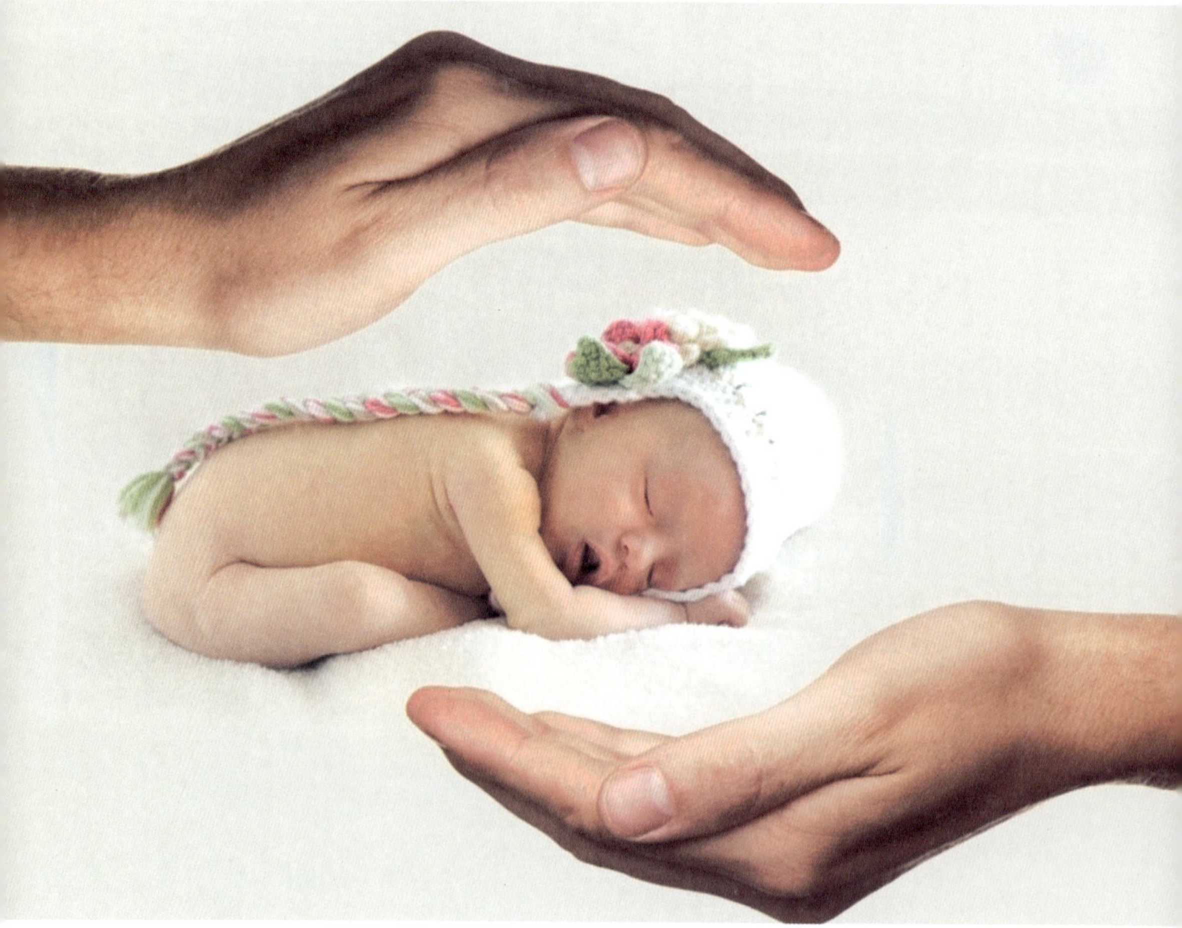

特别提示

（1）父母亲不当饮食对后代健康产生影响

《Cell Reports》揭示“孕妇高脂肪和高糖饮食容易引发子孙后代的代谢问题研究”首次表明：即使在孕前，女性肥胖导致的表观遗传学变异也可通过血液传递至三代以上，从而增加子孙后代患肥胖相关疾病的风险，包括2型糖尿病和心脏病。该研究为孕妇的健康饮食再次敲了一个警钟。

此外，加利福尼亚的研究人员曾通过研究表明：暴露于父母烟草中的子宫内胎儿或更易在成年期患上糖尿病，相关研究刊登于国际杂志《the Journal of Developmental Origins of Health and Disease》。

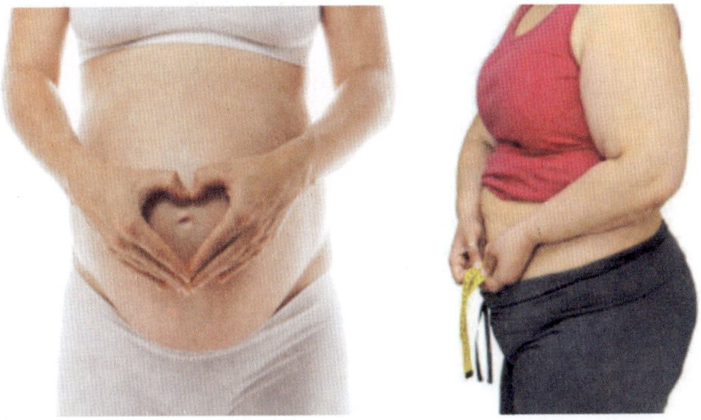

（2）父亲“肥胖、高龄、吸烟”，增加后代患癌风险

《Nature》子刊：首次发现，父亲肥胖增加后代患癌风险

乔治城大学伦巴狄综合癌症中心的研究人员在《Scientific Reports》杂志上首次表明受**精期间父亲肥胖将增加后代癌症风险**，为父亲的健康饮食敲了一个警钟。除了肥胖，父亲相关的其他因素对后代健康的影响也逐渐被文献报道，包括高龄、吸烟等。

为了评估高龄父亲与后代乳腺癌风险之间的关联，韩国的研究人员进行了一项病例对照研究，相关结果发表于《BMC Cancer》杂志上。研究人员发现，随着父亲年龄的增加，后代患乳腺癌的风险增加。与30岁以下

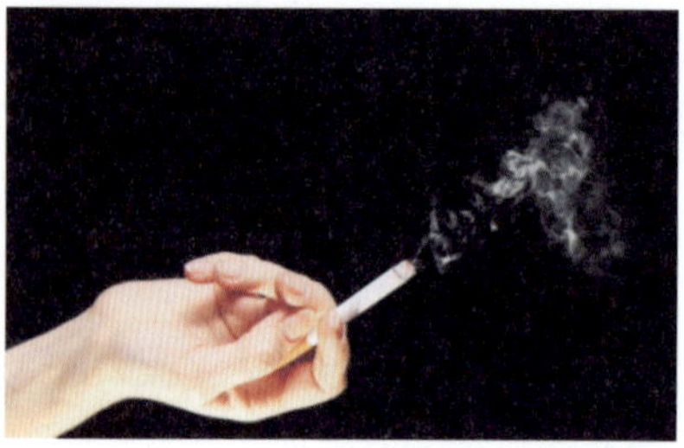

男性相比，**40岁以上男性所生育的女儿患乳腺癌的风险高1.6倍**。

此外，另一项发表在《American Journal of Epidemiology》杂志上的研究通过对11099名女性分析，揭示了父亲年龄与后代不定时发作的血液肿瘤之间的关联。

父亲饮食通过精子影响后代健康

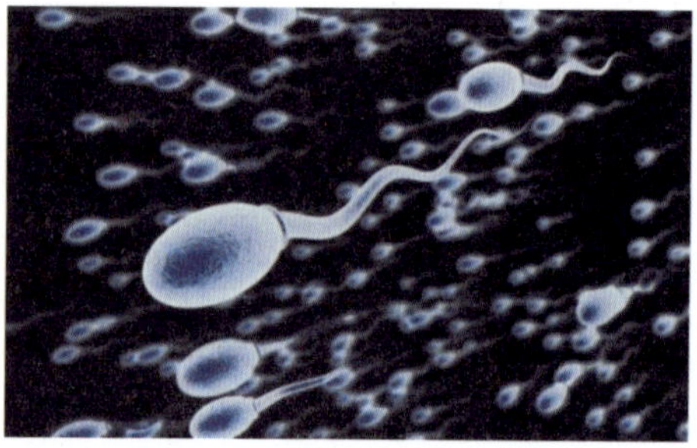

父亲饮食通过精子影响后代已逐渐被证实。哥本哈根大学的研究人员在《Cell Metabolism》上证实男性体重会影响精子中的遗传信息，从而将父亲的饮食信息传递给后代，并可能影响后代的肥胖风险。研究人员通过比较13名精瘦男性和10名肥胖男性的精子细胞，结果发现两者具有显著不同的表观遗传学标记，这种标记对后代的食欲有影响。

《Science》连发表两篇文章，进一步证实雄性老鼠的饮食习惯以tRNA片段的形式通过精子传递给后代老鼠。马萨诸塞大学医学院的研究人员以低蛋白食物喂养实验鼠，与正常饮食小鼠的精子相比，这些受试鼠镜子中含有tRNA片段，研究发现这些tRNA片段会抑制一些基因的表达水平。

此外，中国科学院及其他研究机构组成的团队同样也找到了tRNA片段遗传后代的证据，他们发现**父亲饮食通过精子tRNA影响后代的基因调控**，并导致代谢紊乱等问题遗传给后代。

第4章 癌症如何预防

第一节 科学饮食

防癌三宝：精力汤、果菜汁、功能水

精力汤举例：

防癌精力汤，抗癌精力汤，

提升免疫力精力汤。

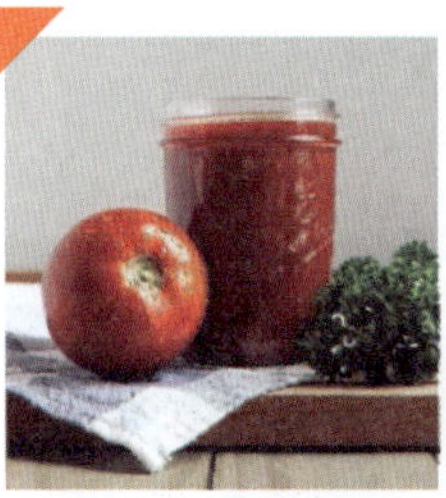

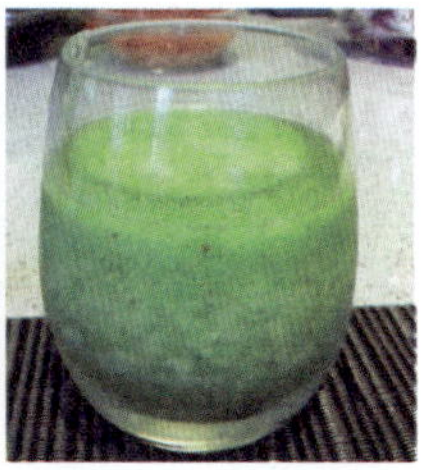

果菜汁举例：

净血蔬果汁，高C 果汁，

胡萝卜苹果汁，五汁饮……

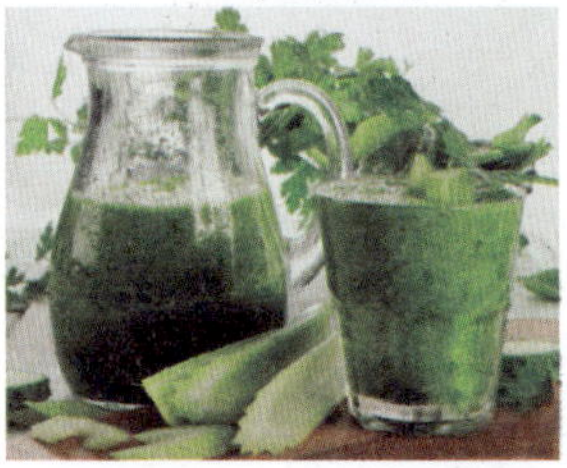

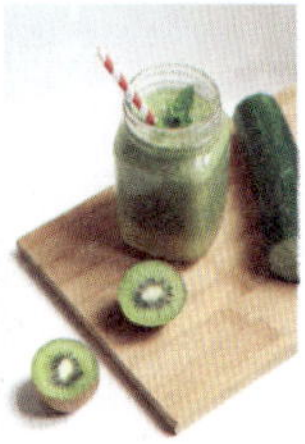

功能水举例：

鱼腥草红枣茶，五行蔬菜汤，

半枝莲百花蛇舌草茶。

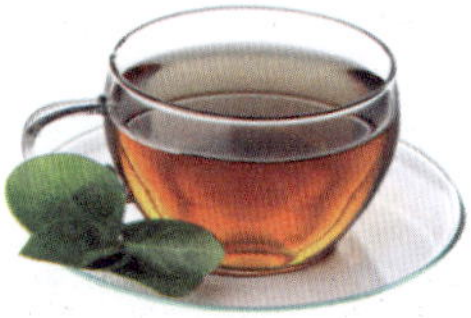

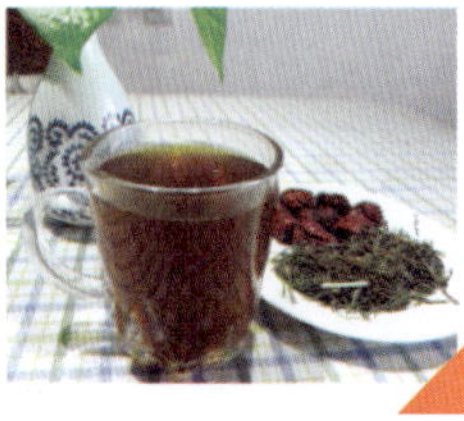

精力汤

精力汤是综合新鲜蔬菜、水果、芽菜、坚果、营养补充品等上好食材加适量好水，按照特定配方用破壁机制做成液体食物。因它可以替代正餐，可以快速使人精力旺盛，生机勃勃，故名“精力汤”。

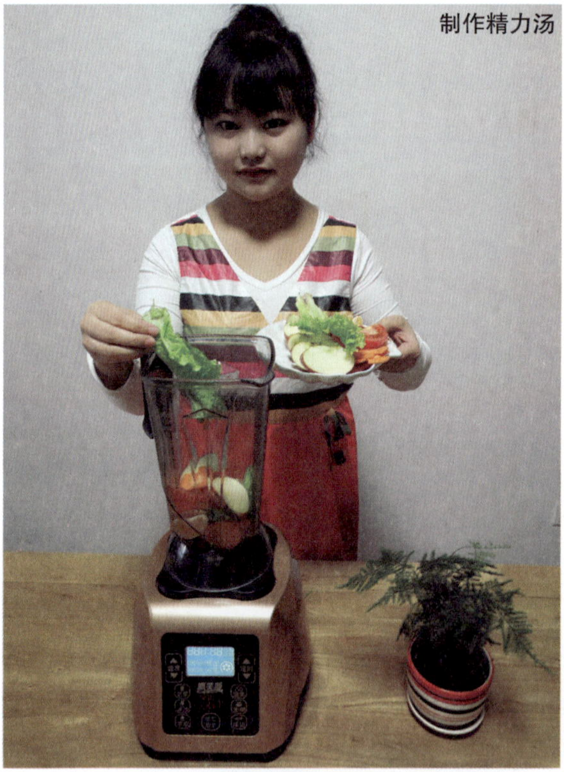
制作精力汤

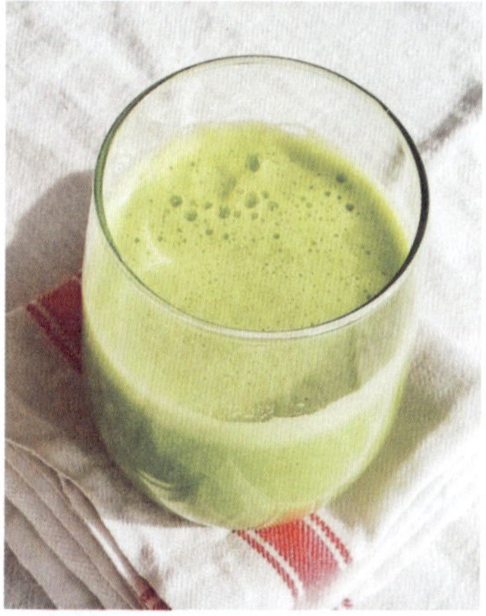

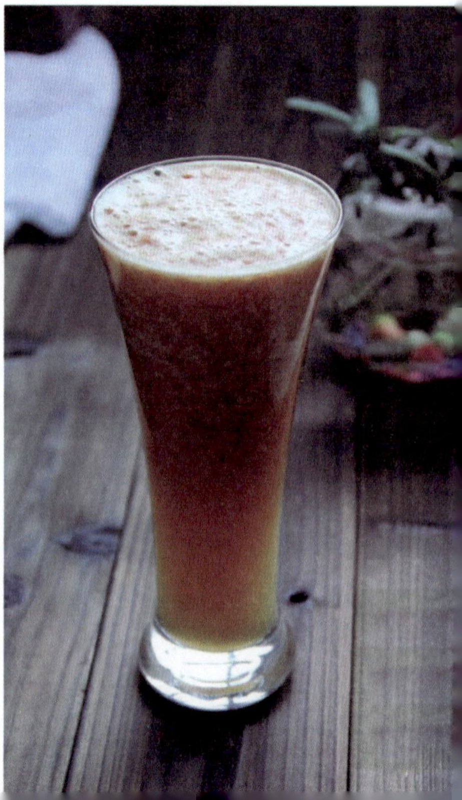

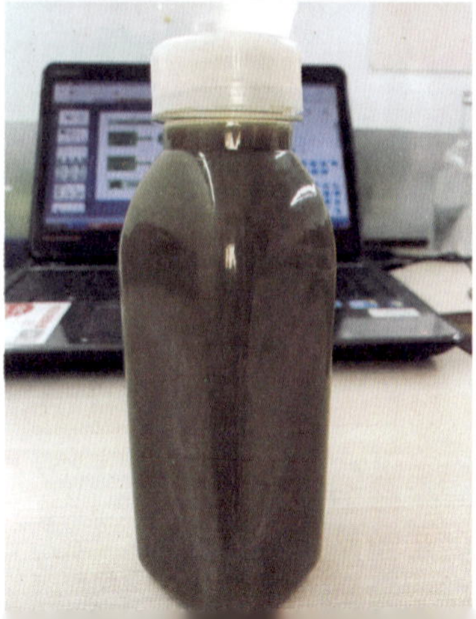
成品精力汤

精力汤特点

具有100 分营养，可以使健康人群增强体力提高精力，可以使亚健康人群改变体质，可以使病人恢复体力，加速康复。

食用方法：可以替代正餐，特别是“早餐”或者“晚餐”餐前30分钟作为营养补充需要营养或者能量时的随时便携式补充品。

适用人群：婴幼儿、中老年人、病人尤其适合。

优势：高营养、省时、吸收快、不用咀嚼。

使用机器：破壁料理机

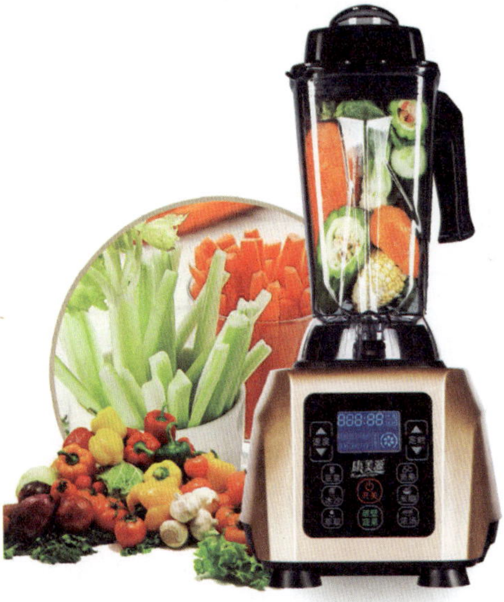

破壁料理机是可以瞬间击破食物，释放植物生化素的机器。蔬菜水果中富含的植物生化素，主要在于果皮、渣及籽内，要吸收植物的这些营养成分，必须将其外壁破坏，使大量植物生化素释放出来，供人体吸收。科学研究证明，食用未破壁的水果，大约只有10%~20%被人体吸收，大部分蔬果的珍贵营养成分都浪费了，而破壁后的吸收率高达90%以上。

营养补充品有：酵素液、小麦胚芽、啤酒酵母、大豆卵磷脂等。

精力汤制作配方示例

提升免疫力精力汤

材料

番茄1个或圣女果3个，苹果或凤梨200g、三宝粉（大豆卵磷脂、小麦胚芽、啤酒酵母）各5g，苜蓿芽或其他芽菜75g、有机深绿色蔬菜150g、腰果或其他干果5枚。

做法

（1）番茄洗净去蒂、切块、凤梨或苹果洗净、去皮、切丁；

（2）苜蓿芽洗净，有机蔬菜洗净、切碎。

将所有材料放入果汁机中，加200ML冷开水、三宝粉，充分搅拌均匀，便可趁鲜进食。

回春精力汤

材料

绿豆芽30g，有机小白菜80g，菠萝100g，苹果1个，花粉8g，腰果5枚，糙米清汤300mL。

做法

（1）糙米150g洗净加水1200mL合煮，大火煮沸小火在煮30min，滤渣取汤，此汤为“糙米清汤”；

（2）所有食材洗净，菠萝和苹果去皮切块，腰果用沸水烫过灭菌。所有食材连同冷却的“糙米清汤”一起放入果汁机，充分拌匀后，趁鲜饮用。

高钙精力汤

材料

绿豆芽30g，有机小白菜（约80g）、苹果1 个、菠萝（约100g）、香蕉1根、黑芝麻粉（约5g）、花粉8g、糖蜜15mL腰果5粒、温开水200~300mL。

做法

（1）苹果、菠萝与香蕉均要去皮切小块，腰果要洗净；

（2）所有材料放入果汁机充分搅拌，拌匀后要立即趁鲜饮用。

多功能全效精力汤

温馨提示

灵活组合，做成各种口味，交替食用。

食材

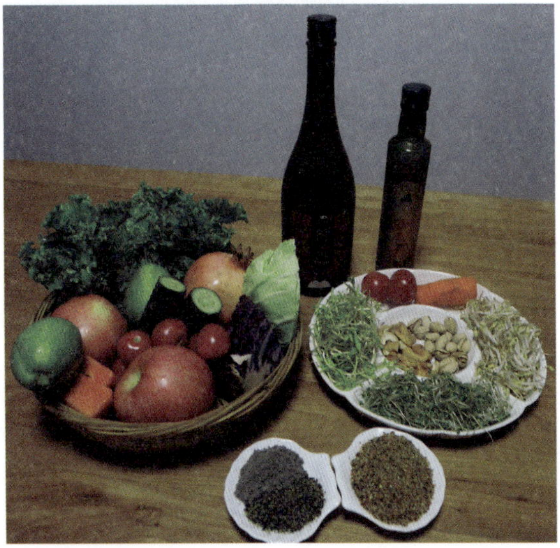

（1）水果类：苹果、香梨、猕猴桃、葡萄、木瓜、火龙果等任选一种。

（2）芽菜类：苜蓿芽、香椿芽、萝卜缨、空心菜、芥菜等任选一种。

（3）蔬菜类：西红柿、圆白菜、生菜、小黄瓜、胡萝卜等任选一种。

（4）坚果类：腰果、开心果、核桃、花生、杏仁、松仁等任选一种。

（5）补充品：啤酒酵母、小麦胚芽、大豆卵磷脂、黑芝麻粉任选2种。

（6）酵素液、亚麻油各加入5mL左右。

功效

提升免疫力，防癌抗癌，润肠排毒，养颜轻体，乌发明目等

果菜汁

果菜汁一般分为纯果汁、纯蔬菜汁、果蔬混合汁三种。

果菜汁可以给身体补充大量的酵素，提高身体代谢能力、血液含氧量和自愈力。

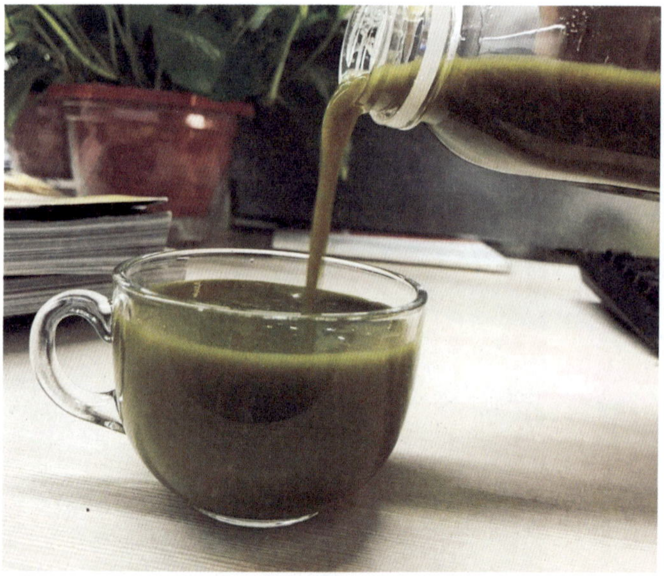

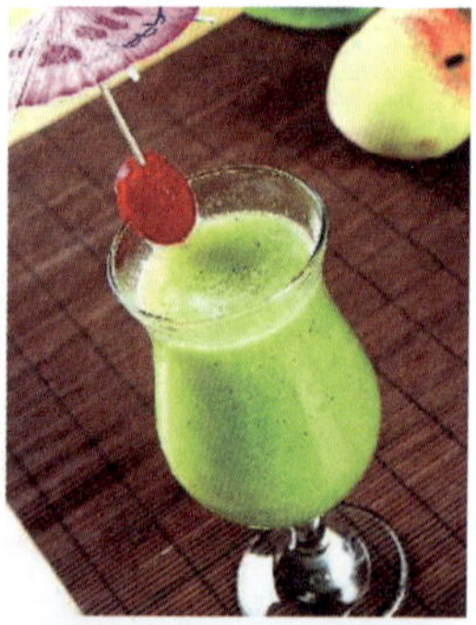

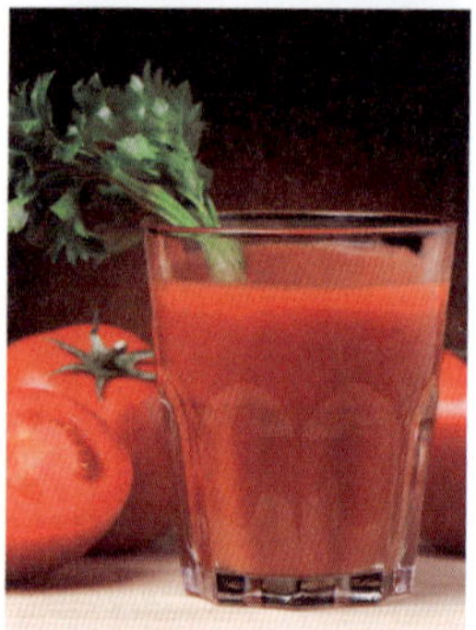

使用机器：分离式榨汁机

温馨提示

制作前一定要把蔬果清洗干净，现榨现喝，男女老少皆宜。根据不同体质选择适合自己的果菜汁。如食用成品果汁，应选用无添加纯果汁，亦可选用国际先进的NFC技术生产的零添加原果汁。

果菜汁制作配方示例

净血蔬果汁

材料

胡萝卜1根（约250g）、西芹2片（茎，150g），西红柿1个、柠檬半个。

做法

（1）所有材料洗净，胡萝卜去皮切块，大西红柿去蒂切块，西芹切段，柠檬去皮、对切；

（2）将胡萝卜、西红柿、西芹、柠檬，用分离式榨汁机榨出原汁，趁鲜饮用。

土豆苹果汁

材料

土豆2个（约300g）、苹果1个（约250g）。

做法

（1）土豆洗干净后将表面上所有的“芽眼”用尖刀挖掉，苹果洗干净切块；

（2）不要去皮，切块用“分离式榨汁机”榨出原汁（至少200mL），沉淀3min，只取上层澄清的土豆汁。

高C果汁

材料

柳橙2个、柠檬半粒、葡萄25粒。

做法

（1）将柳橙及柠檬彻底洗净，均去外皮，切块后用分离式榨汁机榨出原汁；

（2）将葡萄洗净后去皮，葡萄再与柳橙柠檬汁用果汁机拌匀，然后用滤网将葡萄籽滤掉，即刻趁鲜饮用。

三宝胡萝汁

材料

有机胡萝卜2根（约400g）、三宝粉（大豆卵磷脂，啤酒酵母，小麦胚芽）各5g。

做法

（1）胡萝卜洗净后，连皮以分离式榨汁机榨出原汁；

（2）将三宝粉加入胡萝卜生汁，调匀后立即饮用。

功能水

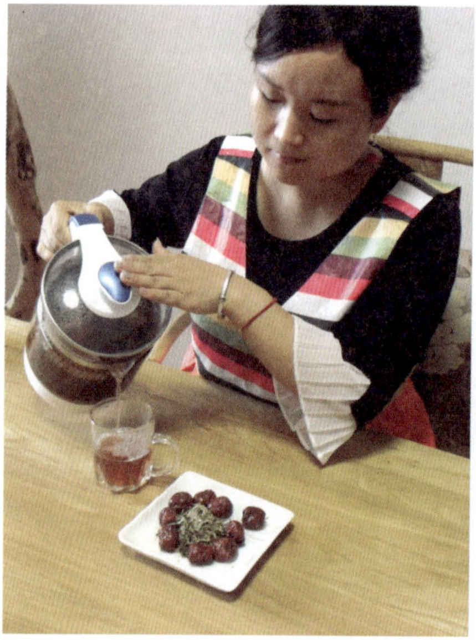

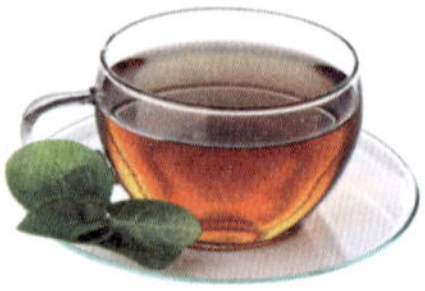

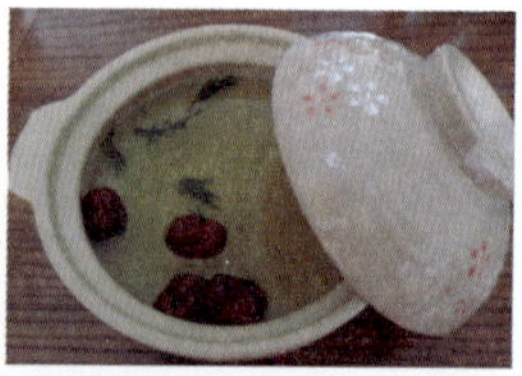

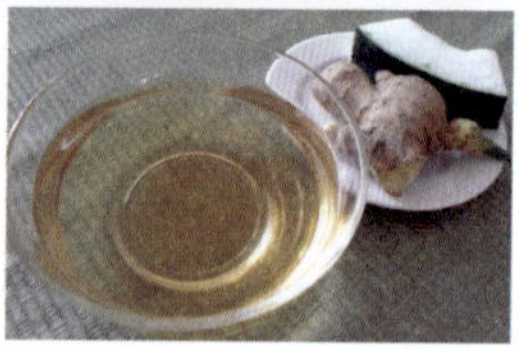

用养生壶按照特定的配方制作出具有排毒，提高免疫力的功能饮料，可以替代日常饮用水。

使用机器：养生壶。

温馨提示

建议家庭养成制作功能水的习惯，全家人一起喝，男女老少皆宜。可预防感冒、轻体排毒、防癌抗癌。

功能水制作配方示例

鱼腥草红枣茶

材料

鱼腥草（干品）40g、红枣15枚。

做法

（1）鱼腥草洗净，红枣洗净切开留核；

（2）将二者加水3000mL入锅合煮。火煮沸，小火再煮20min，渣当茶饮。

黄耆红枣枸杞汤

材料

黄耆15g、红枣12g、枸杞12g、西洋参2片、当归2片。

做法

所有材料洗净加水1000mL入锅合煮。火煮沸，小火再20min，滤渣当茶饮。

莲藕汤

材料

新鲜莲藕1根（三节长）约600g。

做法

莲藕洗净，连皮切片，加水3500mL合煮，大火煮沸小火煮45min，滤渣即可当茶饮（莲藕可留至冰箱，日后可当三餐佐菜）。

海带姜汤

材料 海带（干品）约30g、生姜（无姜）3/5片。

做法

（1）将干的海带洗净剪成小段，不必泡水直接与老姜3/5加水3500mL合煮；

（2）滚后转小火续煮60min，滤渣取汤，宜温热饮用，所剩海带当三餐佐菜用。

（3）海带姜汤可以立即中和胃酸，避免胃壁受到胃酸的伤害。

多食麦草等强碱性食物

酸性体质是万病之源，多食用小麦苗汁或麦草制品及牛樟芝、灵芝、桑黄、褐藻等防癌食物及制品麦绿素，是防癌抗癌重要的一环。

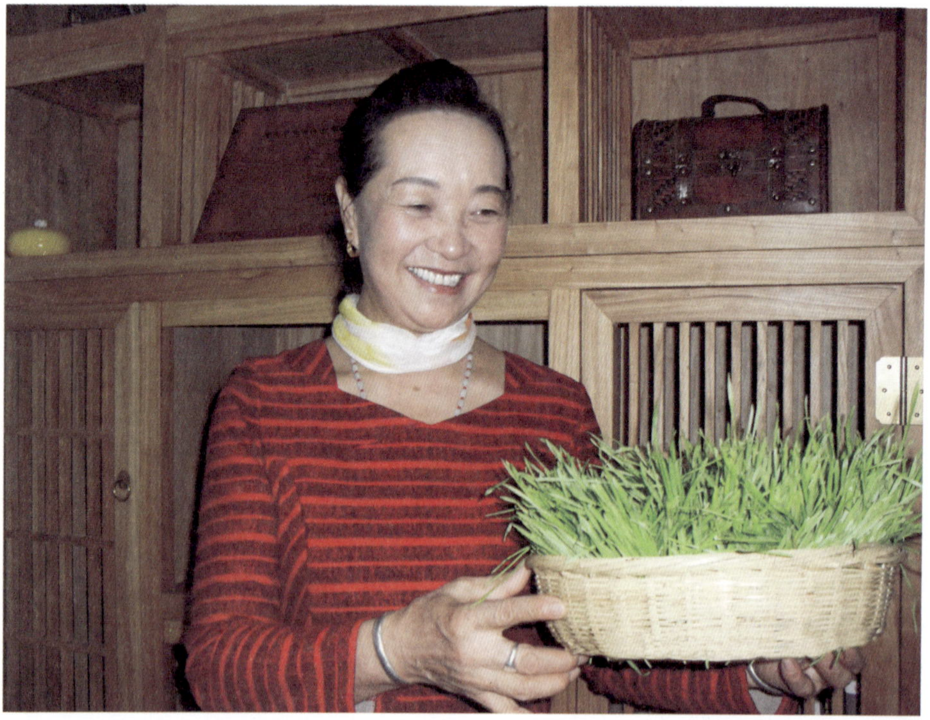

芽苗草种植能手：何秀琴

如何食用小麦草鲜汁

每周口服2~3 次小麦草鲜汁（加入柠檬或生姜），每次1杯。

加入牛奶、麦片、豆浆混合食用（温度低于45℃）。

使用小麦草鲜汁制作面条、馒头等食物。

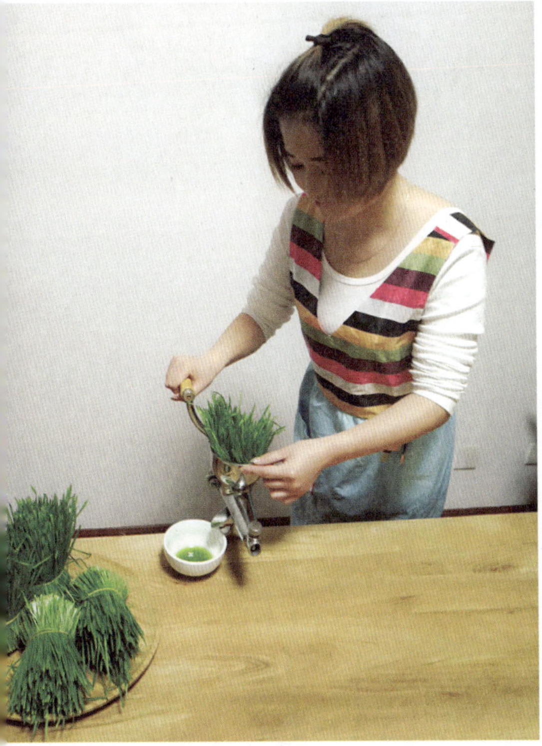

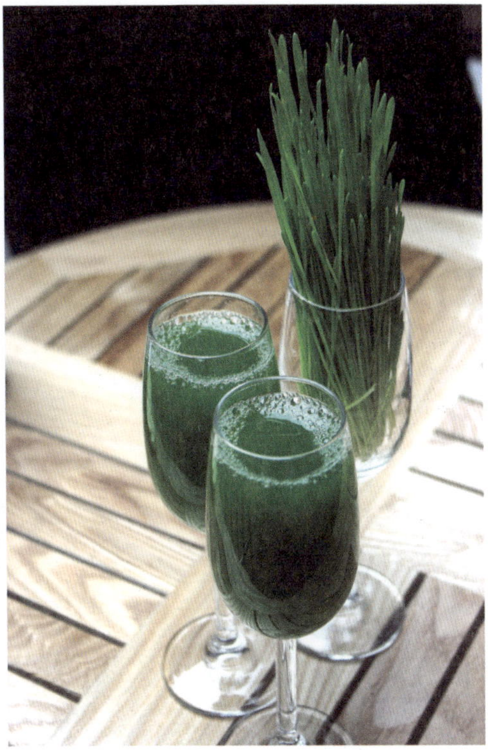

麦草制品麦绿素防癌

麦绿素片每天20粒，麦绿素粉每天2包，吃6天停1天。

多食芽苗菜等高抗癌高营养食物

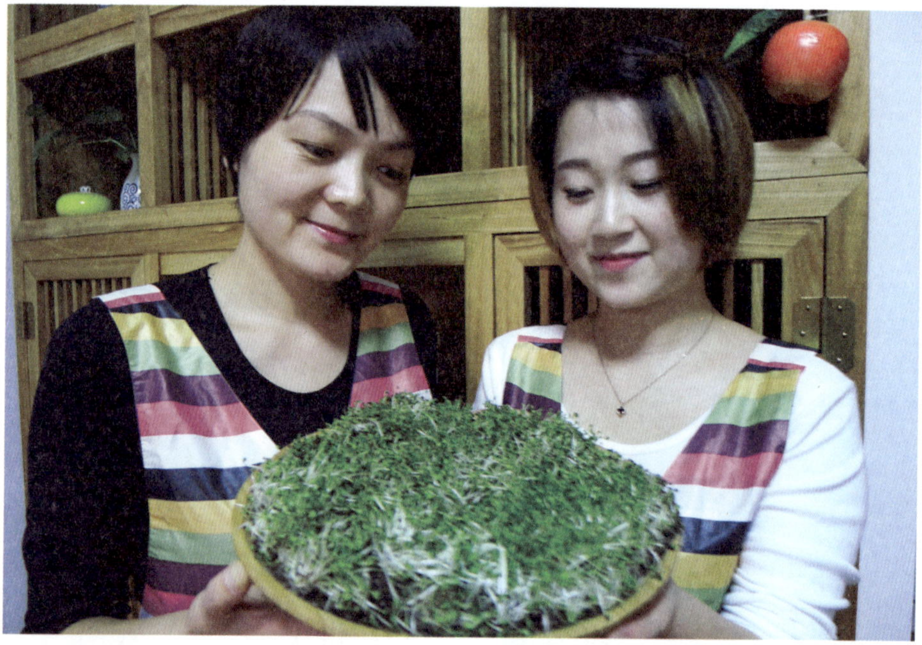

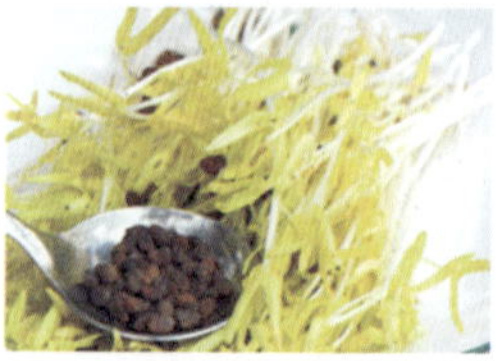
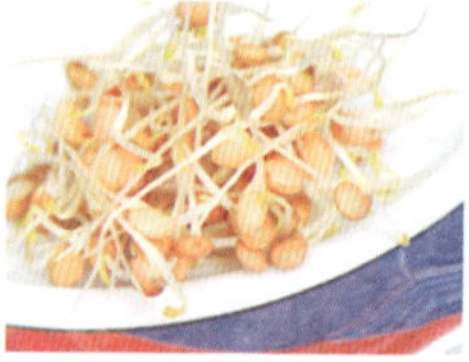
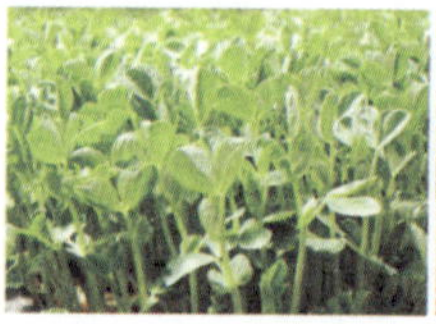
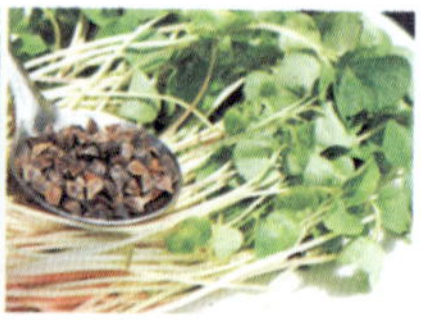

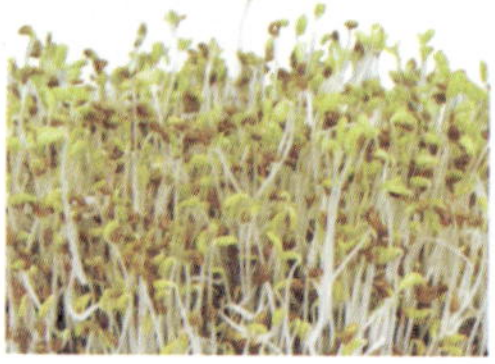
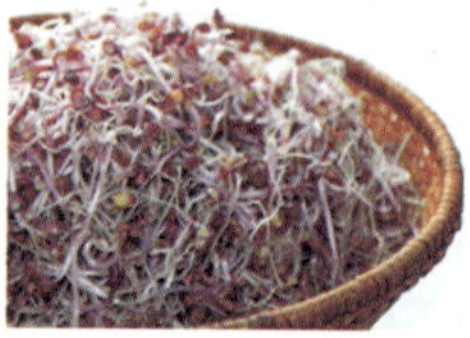
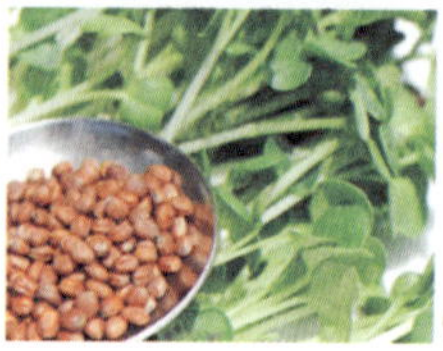
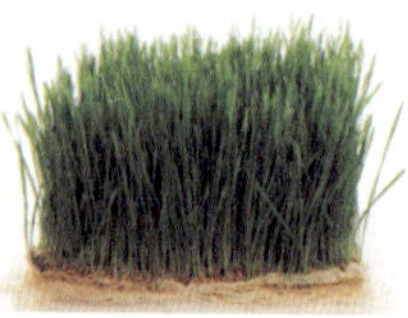

什么是芽菜?

蔬菜种子、豆类以及五谷从发芽到幼苗期均可食用，这种“菜”就叫芽菜。

芽苗菜特点：零污染，零农药，零添加，超高营养

芽菜的历史悠久，芽菜在中国古时候被称为“种生”，又称“芽苗菜”“如意菜”。牙菜一般指用种子或营养根茎，培植出可食用的嫩芽、芽苗、芽球、幼梢或幼茎等芽苗类的蔬菜。在欧洲食用的是萝卜和芥末的新芽。有记录表明，在维多利亚时代曾经流行。在日本，萝卜缨曾是平安时代贵族食用的高级食材。中国古代种植的是豆类的新芽，因其具有较高的营养，被称为“活体蔬菜”。

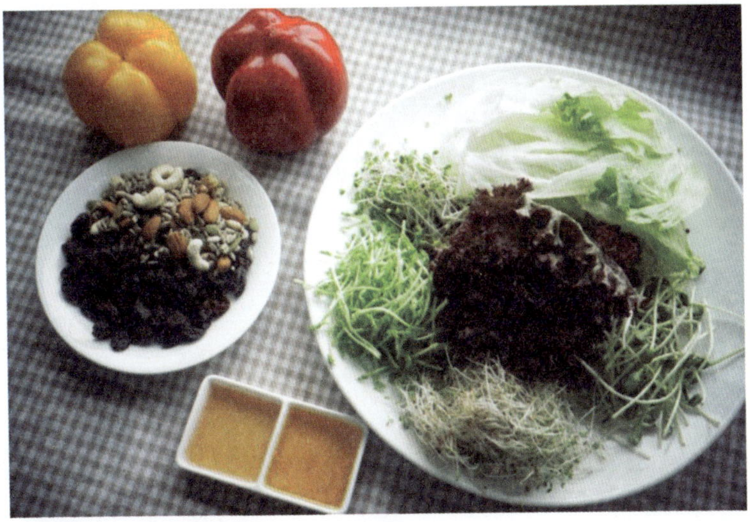

芽菜是植物成长中营养最丰富的所致，它富含活性蛋白质，容易消化，同时富含多种维生素和营养物质，能帮助人体维持碱性状态，有助身体排毒。芽菜生吃时最好，**小麦草**通常用来榨汁。芽菜也可同时和其他食材一起烹饪。芽菜有**多元化营养**，还非常美味。芽菜的营养价值一直以来都是被大众所熟知的，常常运用到自然疗法当中。

《黄帝内经》把植物发芽的状态叫作发陈，是因为植物的嫩芽具有将植物陈积物质发散掉的功效。所以，如果人体阳气发散不出，可借助这些芽的功效来发散。

芽菜的营养价值

芽菜是超级食物的一种，这些发芽的种子对人的健康起到有效的改善。芽菜饱含着高浓度的营养素，你可以每天都吃一点，因为研究人员发现，芽菜的摄入可以治愈常见小病小痛。芽菜同样还能对抗数种疾病。它们还能很容易被消化，所以营养素很容易就能够被身体同化，吸收到血液中去。

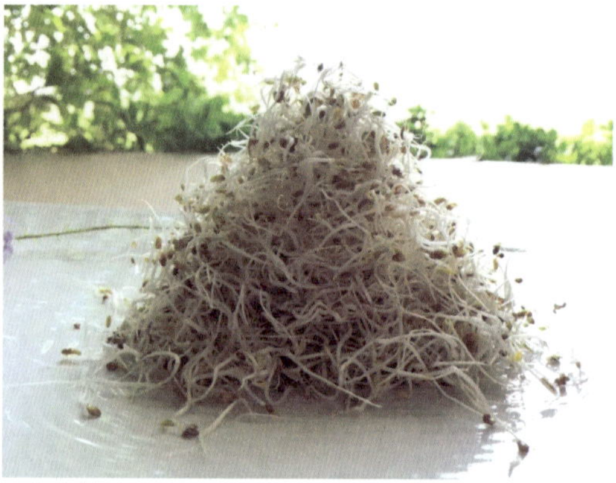

芽菜的超级能量

· 芽菜富含大量抗氧化物，能够对抗自由基，延缓衰老。

· 芽菜所含有的矿物质和营养素能够被身体够好地吸收。

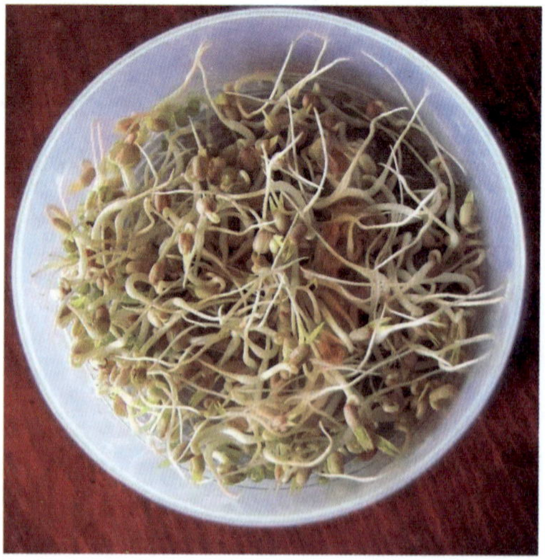

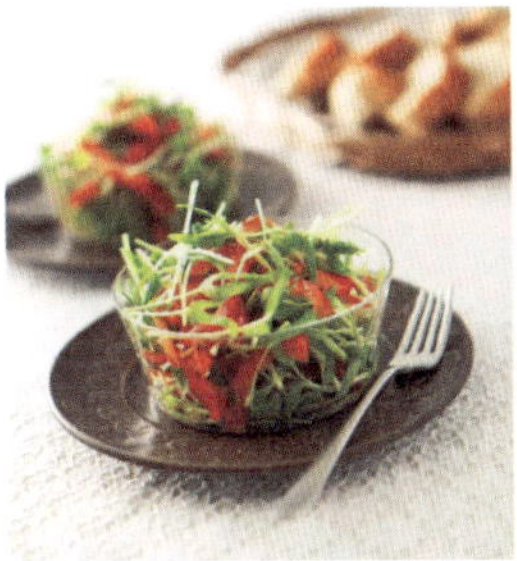
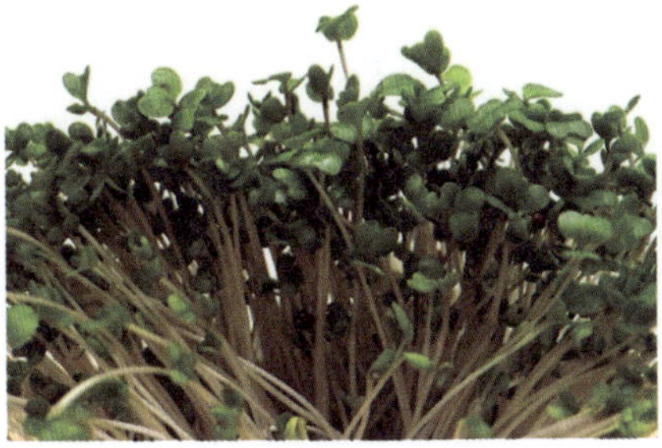
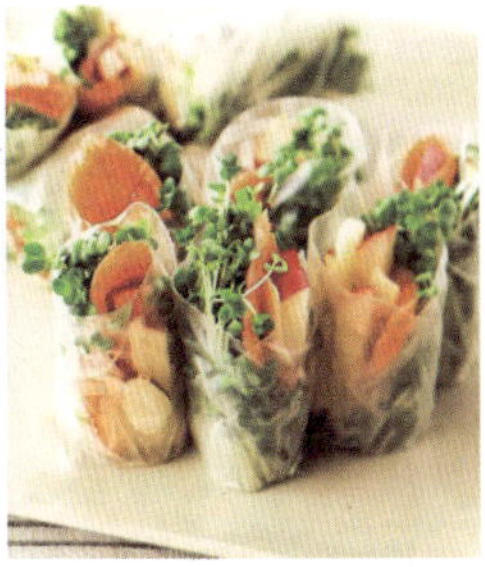

富含膳食纤维

膳食纤维是饮食中最重要的一部分。因为膳食纤维能够帮助人的身体去除不理想的脂肪酸以及毒素。膳食纤维会在毒素以及饱和脂肪酸到达肠道壁之前，先和它们结合，并且最终在大便中排出。芽菜富含膳食纤维，经常性食用芽菜能够帮助你保持身材。

富含维生素

芽菜比它们原本的种子拥有更多的维生素。

富含植物营养素

植物营养素能够帮助人的身体保持健康和苗条。而且也能够帮助人体抵抗许多疾病。

富含萝卜硫素

萝卜硫素是强效抗癌物，能够大大减低患癌的风险，被称作为万能药。在西兰花芽中最常见。

吃芽菜的益处

浸泡种子嫩芽菜目前被认为是世界上名副其实的最受欢迎的新趋势菜肴。许多学术研究都发现芽菜的摄入能够改善健康，能够帮助人体对抗疾病，让人体保持健康。**美国医学和营养专家称它为完美、理想的蔬菜**。

- 保护消化系统
- 预防癌症
- 预防三高，远离中风
- 塑造健康的心脏
- 提升免疫系统
- 造红血细胞，并帮助身体运作
- 净化血液，酸碱度平衡
- 抵抗感冒，增强视力
- 强壮骨骼和肌肉
- 改善肤质与发质

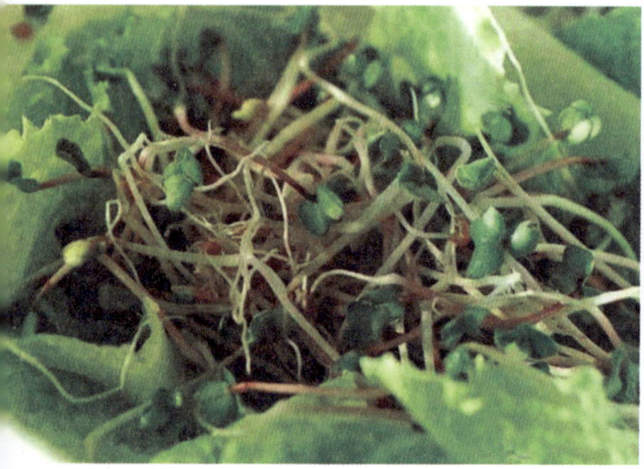

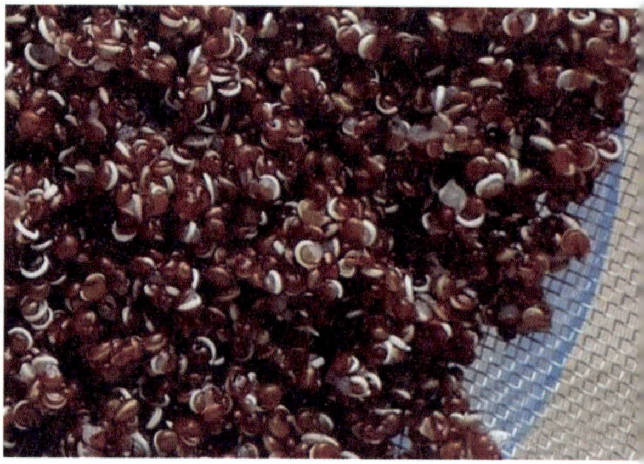

第二节 养成良好生活习惯

良好生活习惯

◎保持良好情绪

◎保持充足睡眠

◎保持户外运动好习惯

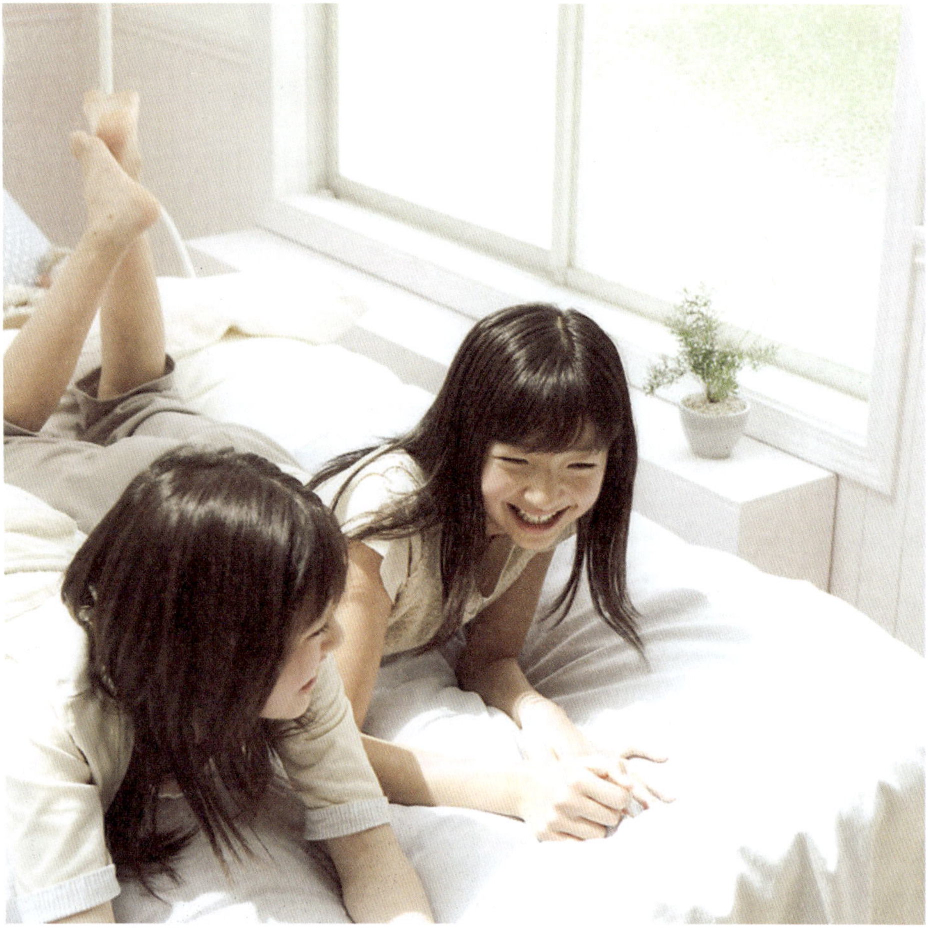

吃好三餐

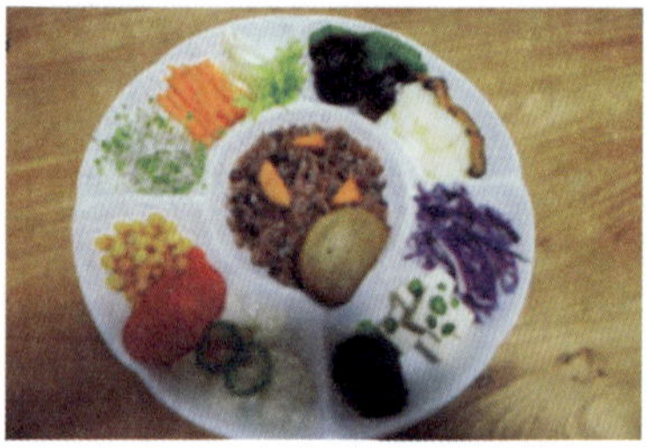

早餐营养充足，还要吃饱，要坚决摒弃不吃早餐的习惯。

不吃早餐造成人体血糖低下，对大脑的营养供应不足，而上午又是工作和学习最多的时候，大脑需要的能量得不到供应，长期下去，会影响大脑的健康。早餐要多补充蛋白质和热量，也可吃成品精力汤等代餐。午餐要品种多样化，吃七八成饱就可以了。晚餐要清淡，素多荤少，吃五成饱左右就可以了。

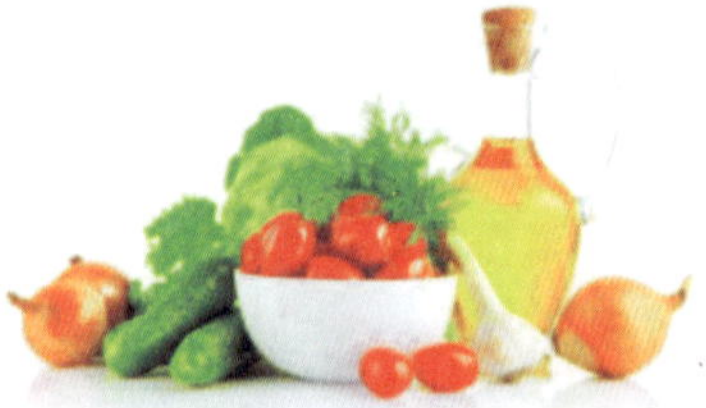

提示

健康进餐顺序是：水果→汤→生菜→素菜→肉菜→主食。

进食一定要细嚼慢咽

慢食和充分咀嚼可以帮助消化吸收，保护肠胃，醒脑健脑，活化面部肌肉，并且可以防止吃多肥胖，还可以享受吃喝的快感，增加生活的情趣，所以，慢食是健康之本。

饮水充足

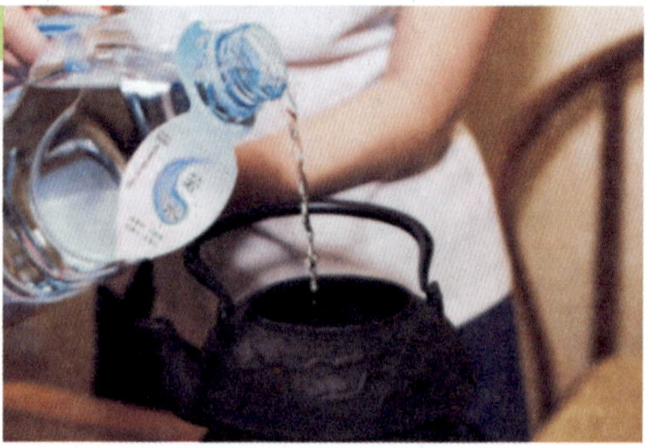

水是人体的最主要的组成部分。研究发现，饮水不足是大脑衰老加快的一个重要原因。早上起来就要空腹饮用一杯水帮助排除体内垃圾。不能等渴了再喝水。每天至少要饮用8到10杯水，以保证身体的需要。出汗多时，更要大量补充水分。

睡眠充足

睡眠是大脑休息和调整的阶段，睡眠能保持大脑皮层细胞活力，使消耗的能量得到补充，细胞得到修复，使大脑皮层的兴奋和抑制过程达到了新的平衡。良好的睡眠还有增进记忆力的作用。成年人每天应保证8小时的睡眠时间。同时要注意睡觉时不要蒙头，因为蒙头睡觉时，棉被内二氧化碳的浓度的会不断升高，对呼吸不利。

控制体重

避免体重过重或过轻，超重或过度肥胖容易导致子乳腺癌、宫内膜癌、肾癌、肠癌的危险性增高，并且肥胖的父母还会对下一代的健康造成影响。

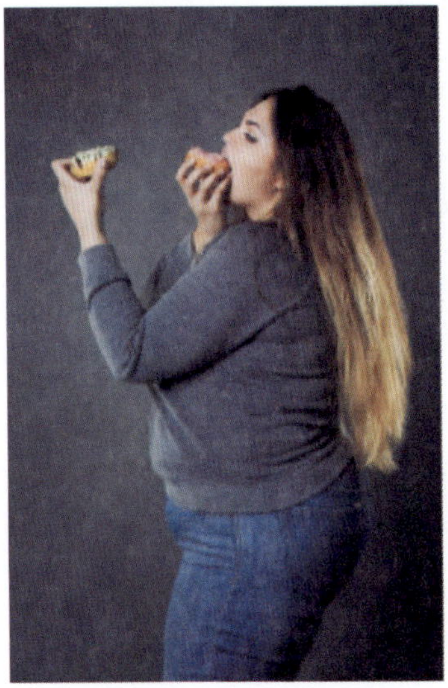

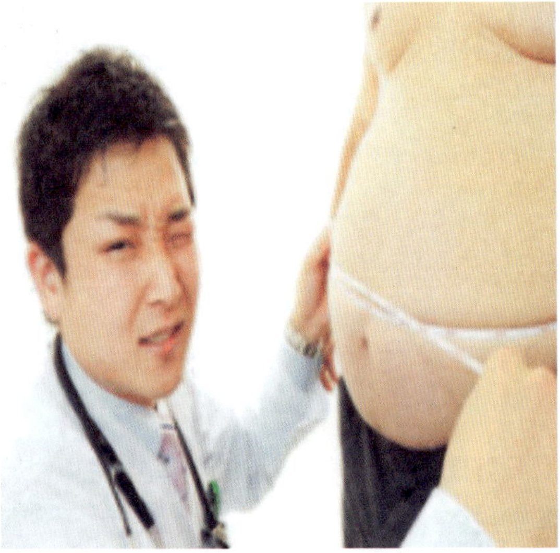

起居规律

让身体的器官能够有规律地运转和休息。

改掉拖延、赖床的坏习惯，养成早睡早起的好习惯。自律自觉为自己，长期坚持终受益。

每天坚持锻炼，合理安排每一天生活

每天应坚持锻炼40~60min，快走或类似强度锻炼为宜。

学会合理统筹，劳逸结合，有计划有规划地安排每一天的生活，把每一天打理地有条不紊，提高生活质量。

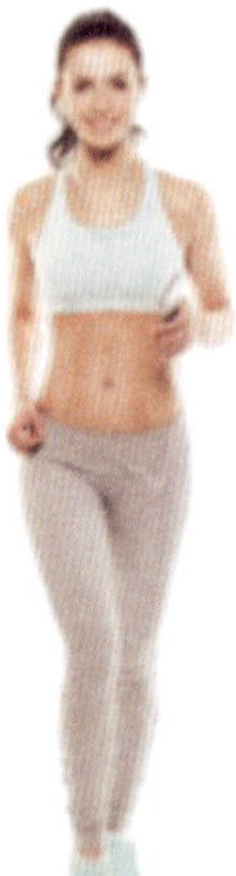

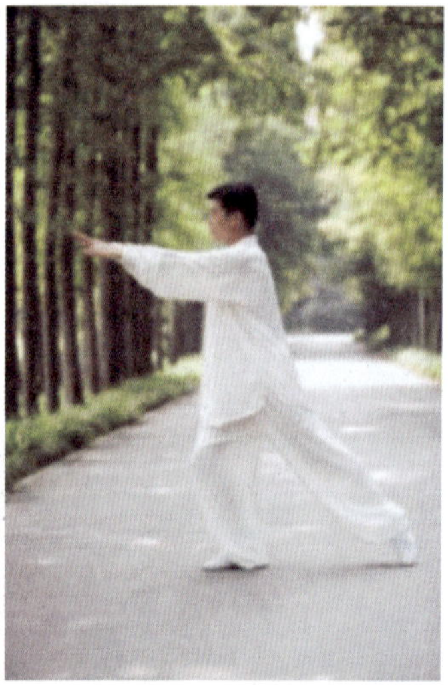

管理好情绪，吸收正能量

好的心情一天都会精神焕发，悦人悦自己。多吸收正能量，让生命充满阳光，让未来充满阳光。

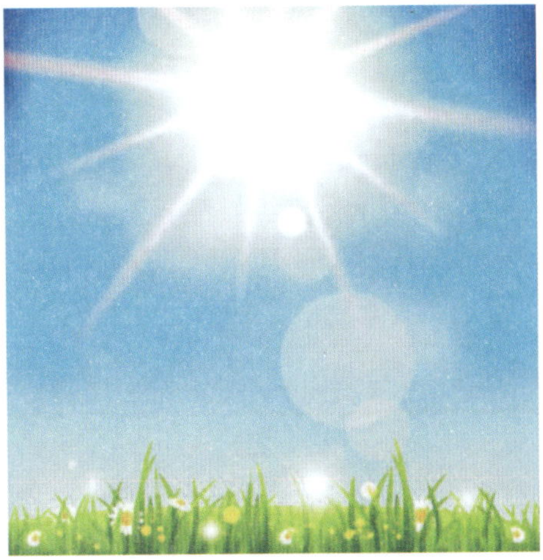

注意保养

身体是否健康是个长期累积的过程，现在结果都来自过去的长时间堆积，一切未来的发生都源于现在的行为……

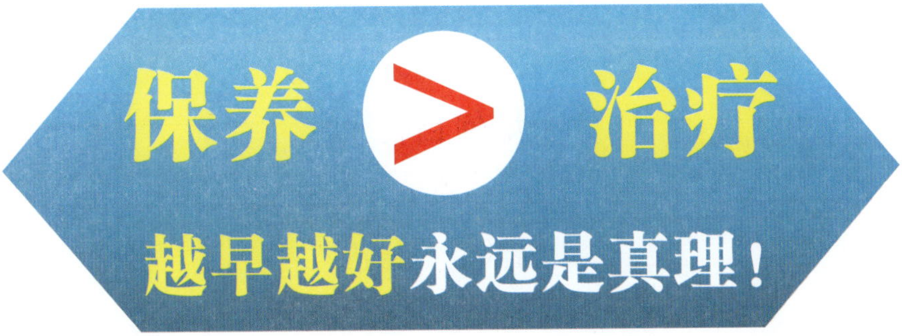

总结

习惯始自生活点滴，一点一点建立起来的独特的行为模式，每一个举动都会产生一个结果，这个结果反馈回来，促使人们维持或者改变行为方式，这样一个过程不断重复，印刻在脑子里渐渐就会形成习惯。好习惯造就好结果。

第三节　定期检查身体

爱自己，从现在开始，
爱自己，从每一天开始，
爱自己，方有机会爱别人，
爱自己，别人才会爱着你，
爱自己，从定期体检开始，
自爱，不能等待。

如何自检

对照“患癌高危人群”对号入座
自己感知身体的“疲劳度”
自己感知身体的“不舒适度”

健康体验

什么是健康体检?

健康体检是在身体健康时主动到医院或专门的体检中心对整个身体进行检查，主要目的是为了通过检查发现是否有潜在的疾病，以便及时采取预防和治疗措施。健康体检不是有了病到医院之后做的各种检查。

一旦检出“早癌”，可“早发现，早治疗”；没有检出，也可了解身体当下状况，提早保养。

温馨提示

疾病检查是在身体感到难过和病痛到医院进行针对性和有目的的检查，主要目的是为了通过检查确认是否有疾病或发生了那种疾病，以便进行及治疗措施。

郑重建议：养成定期“健康体检”好习惯。

检查身体的重大作用和意义

◆早早了解自己的身体状况，引起高度重视。

◆早早了解自己的身体状况，树立良好观念。

◆早早对身体进性干预，及时“转危为安”。

◆早早预知发生某种肿瘤的风险，针对风险采取具体的预防措施，通过干预“幸免”肿瘤发生。

◆早早了解我们对环境及其他因素所导致的致癌物的敏感程度，避免或减少致癌物的接触，预防肿瘤的发生。

◆通过筛查明确肿瘤的患病风险，以便临床做针对性的详细”体检”，早发现，早诊断，早治疗。

◆具有肿瘤疾病家族史的患者家属，不必再为亲人的离世而担心自己，你们可以选择不同于亲人的人生。

癌症早期筛查的重要性

早早期筛查可以彻底地将癌魔扼杀在“摇篮”里。

2014年世界卫生组织公布了一项关于癌症的调查数据：40%的具有高风险罹患癌者可以通过预防而不得癌症的；40%癌症高风险人群可以通过早发现、早诊断、早治疗治愈；另20%已经患癌者可以带癌生存。这种4：4：2的比例充分说明了癌症早发现早诊断的必要性和重要性。

多数癌症都有从“癌前病变”到“早期癌”再到“浸润性癌”的演变过程。以食管癌为例，食管癌早期患者通过积极治疗，5年生存率可达90%以上，晚期治疗5年生存率仅5%。

对被评估有患癌高风险的人来说，并非坏事，而是一种积极的提醒，提醒赶紧改变不良生活习惯，做一些早期的筛查，不要让自己离癌症越来越近。

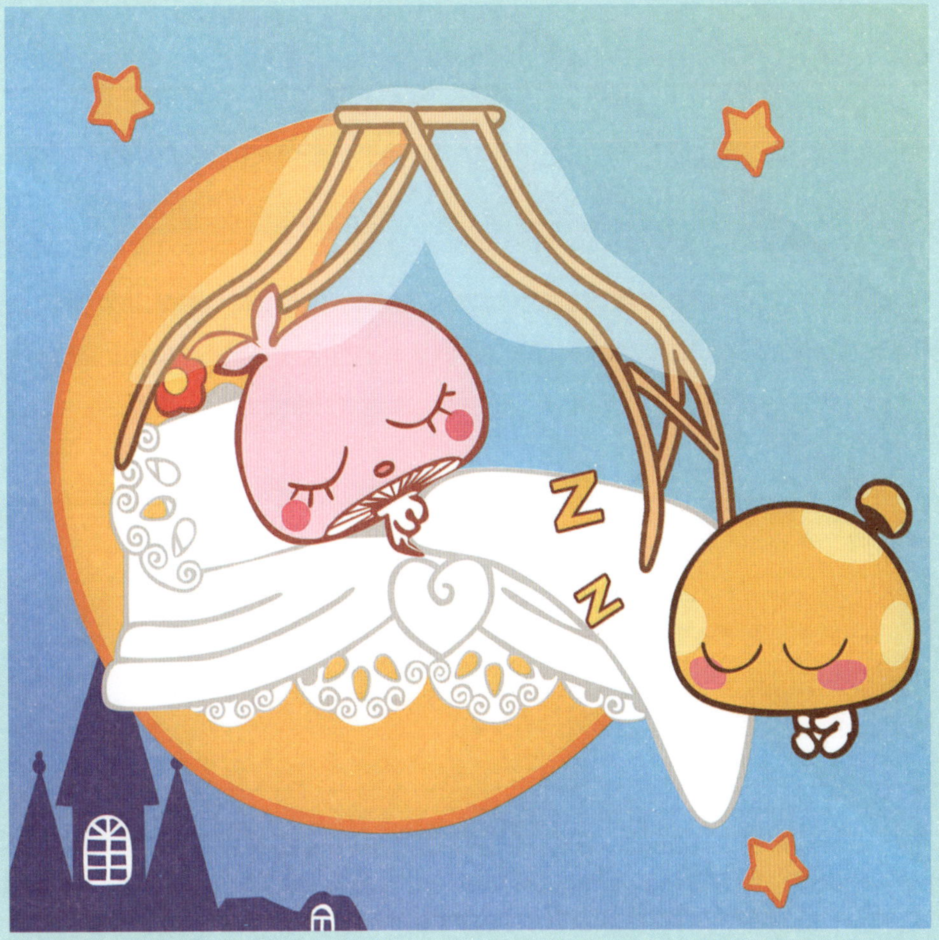

检查尿液方式

快速筛查体内潜伏**健康危机，**确定自己是否属于“高危人群”。

对羟基苯丙氨酸（酪氨酸）尿液检测试剂，是一种用于早期发现重大代谢类疾病信号的尿液检测试剂，目前国内已经有此项技术，弥补了中国在这一医学领域的空白。

优点：检测便捷、省时、价格低廉。

方法：抽取3mL的晨尿进行检测，将沉淀物颜色与标砖色卡对照以判断结果，只需几分钟就可以得知结果，可以连续测试或者定期不定期测试。

伴随着高科技的愈来愈发达，当今“检测未病”已逐渐成为可能。目前市面上有各种先进仪器出现和推广，如ERA\ECT等。这样以来，给人们预知身体的情况和身体的风险提供了很大的便利，从而对身体进行有效地干预和预防，将会大大降低癌症的发病率，提高癌症的治愈率。

癌症如果早期发现可以活多少年？

无数的临床实践证明：

癌症如果得到早期发现，经行根除手术后完全可以作为慢性病治疗，存活几年、十几年、抑或更长时间没有问题。如果能更早期发现癌症的迹象，通过早干预、早预防，完全可以避免或延缓癌症的发生和发展。

据临床治疗数据显示，早期治疗生存率可达90%以上，晚期治疗5年生存率仅5%。

世界卫生组织将癌症最新定义为**“可以治疗、控制、甚至治愈”**的慢性病，而这是建立在“早期发现，早期干预，早期治疗”的基础上。随着医学的进步，癌症从根本上可以像慢性病一样进行治疗。

早干预，“转危为安”

根据自身的感知，
根据检测和体检结果，
根据自身实际情况，
结合专业食疗师建议，
量身定制“适合的饮食方案”，
规律的作息和生活方式，
可以“转危为安”。

悟 醒 改

国内和国际上有越来越多的癌症领域的专家学者们强调：**“要将肿瘤控制在基因癌变之前。”**

癌症是一类多阶段、多基因突变累积导致的复杂的全身性基因疾病，正常细胞向癌细胞恶性转化过程中，通过检测查出罹患癌症的风险概率，预示可能是“患癌高危人群”或者“超早期癌症”状态，进而可以采取“早期干预”，可“避免”和“降低”癌症发生风险。

癌症早筛 你做了吗？

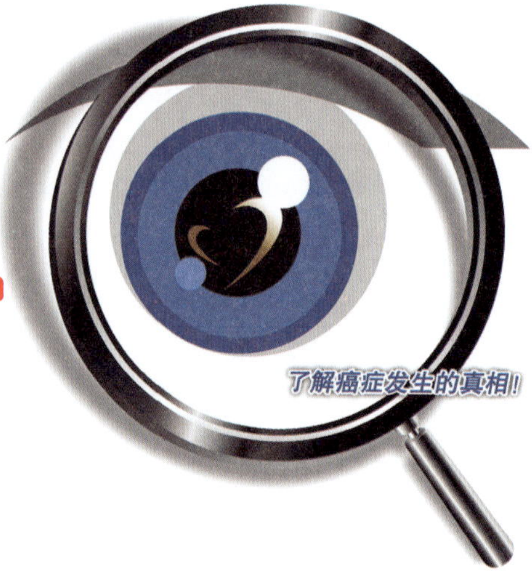

警惕：“夫妻癌”现象，近年医生发现夫妻患癌“越来越像”，这种“夫妻癌”现象，与夫妻在“生活方式上有许多相似”有关。

定期检测，定期体检

- 检测
  - 自我检测
  - 医学检测
    - 生物检测
    - 基因检测
    - 仪器检测
    - 其他检测

检出以下情况

（1）检出患癌高危人群

（2）检出未来3~5年患癌风险指数

（3）检出早期癌细胞

- 体验
  - 医学检查
    - 影像学手段
    - 细胞学手段
    - 其他手段

检出以下情况

（1）检出患癌高危人群

（2）检出早中期癌症

- 检查
  - 医学检查
    - 影像学手段
    - 细胞学手段
    - 其他手段

检出中期癌症

注：检查一般是身体觉得不舒服、预感有疾病发生时进行有目的和针对性的检查。

第四节　生活中“多”“少”建议

9少

（1）减少使用手机和电脑。手机、电脑等诸多电子产品带来的电子尘埃和电子微粒污染，会影响中枢神经和免疫功能，对身体伤害很大，要减少使用频率和使用时间。

（2）减少带病脑力劳动。在身体欠佳或患各种急性病的时候，就应该休息。这时如仍坚持学习或者工作，不仅效率低下，而且容易造成大脑的损伤。

（3）减少开车。

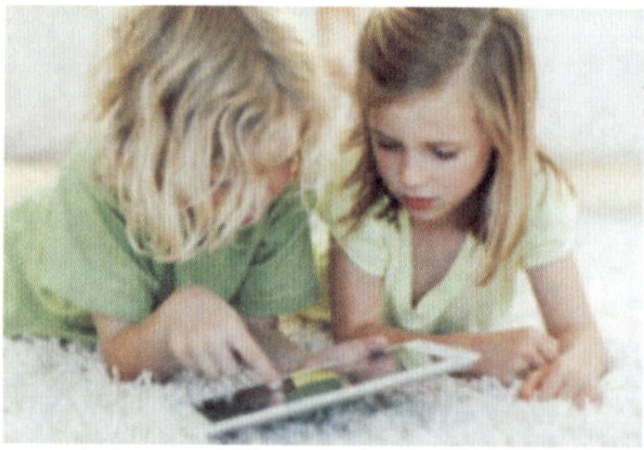

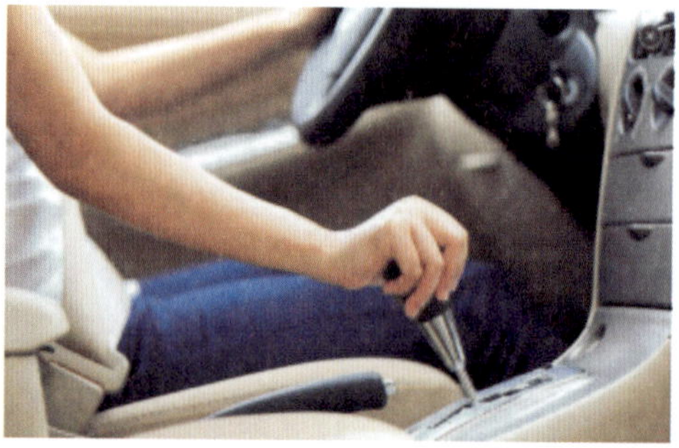

（4）减少动物脂肪的摄入。耶鲁大学的一项调查发现摄入动物脂肪最多的妇女患非何杰金脂肪瘤的风险增加了70%。而那些摄入饱和动物脂肪最多的妇女风险增加了90%。因此，改吃低脂或无脂的食品可以有效控制癌症的爆发，应选择适合的植物油（如橄榄油，亚麻油等）

（5）减少烟酒的摄入。如饮酒，每天不超过一杯（相当于250毫升啤酒、100毫升红酒或25毫升白酒），经常过量饮酒、抽烟会增加患口肠癌、咽喉癌、食道癌、肺癌、肝癌等的危险。

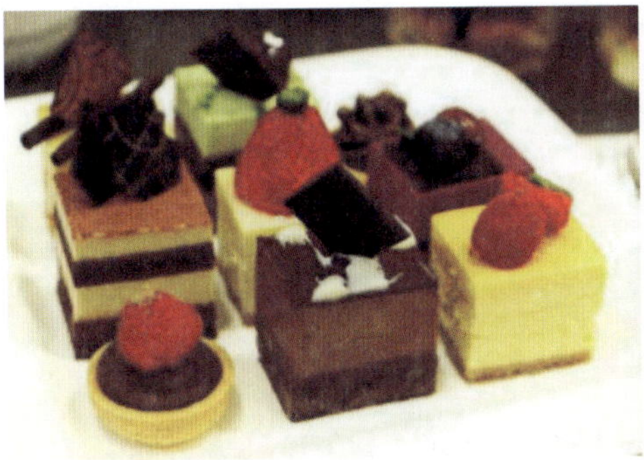
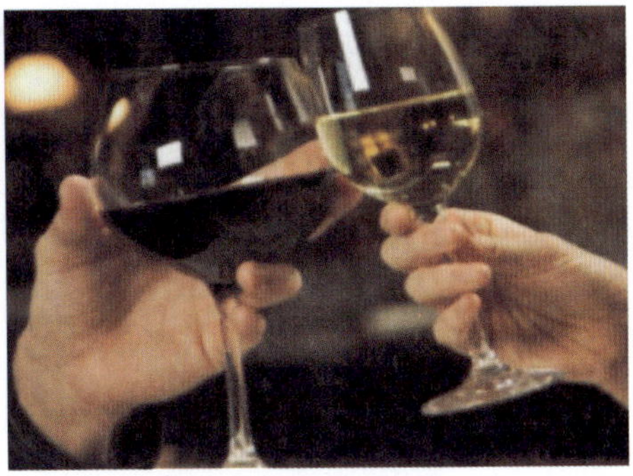

（6）减少甜食、咸食的摄入。吃太甜、太咸的食物。都和癌症有“亲戚”关系。太甜会导致血糖升高。日本胃癌高发，主要原因之一就是摄取盐分太多。吃得太咸会导致胃黏膜屏障的慢性损伤，日久会增加对致癌物质的易感性，导致胃癌发生。口味较重的人，最好多吃富含维生素C的水果，能帮助阻断致癌物亚硝基化合物的合成。

（7）减少暴饮暴食。暴饮暴食成为一种常见的“节日综合征”。暴饮暴食后会出现头昏脑涨、精神恍惚、肠胃不适、胸闷气急、腹泻或便秘，严重的会引起急性胃肠炎，甚至胃出血，大鱼大肉、大量饮酒会使肝胆超负荷运转，重症者可致人非命。研究发现，暴饮暴食后两小时，发生心脏病的危险几率增加4倍。吃得过饱，会引起大脑反应迟钝，加速大脑的衰老。人们在吃饱后，身上的血液都跑到肠胃系统去“工作”了，容易让人长期处于疲劳状态、昏昏欲睡。日本科学家指出，吃得太饱会造成抑制细胞癌化因子的活动能力降低，增加患癌概率。

（8）减少久坐，久居。现代人生活工作节奏快，需要坐着的人越来越多，坐的时间过长的人越来越多。据调查发现，办公室职员每天上班坐的时间平均5h以上，持续坐的时间平均为2h以上，称之为“坐班族”，还有电脑族、开车族……

久坐时，人体上半身的分量全压在下半身了，位于会阴部的前列腺深受“重压”之害，容易导致血液循环不好，代谢产物沉积，引发各种

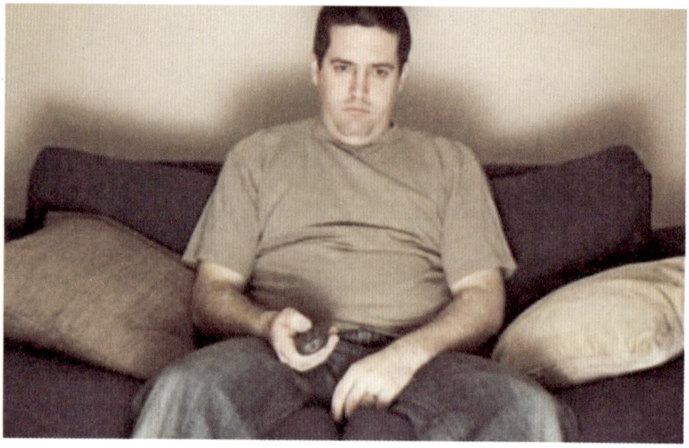

疾病。

（9）减少宵夜。晚上8点以后最好不要进食，睡觉前更不要吃东西，否则会增加肠胃负担，导致肥胖等，长此以往，会严重危害身体健康

9多

（1）多吃蔬菜、水果。坚持每天吃五种或五种以上的蔬菜和水果。各种蔬菜、水果,可使患癌症的危险性下降20%，世界癌症研究基金会发现，多吃新鲜水果和蔬菜可降低咽癌、喉癌、食道癌等多种癌症的发生概率。新鲜果蔬所含的抗氧化剂、类胡萝卜素、维生素C、类黄酮类化合物以及其他活性成分有抗癌之效。尤其是十字花科蔬菜，含醌和酚。醌可冲淡致癌物质并加速排出体外，而酚可阻止癌细

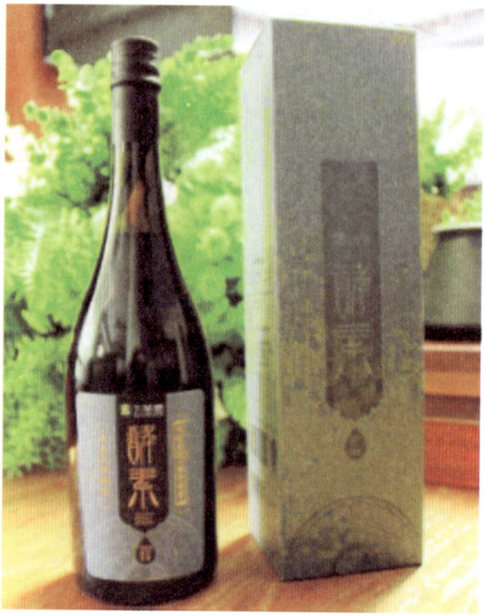

胞代谢。

（2）多吃粗纤维、谷类食物。每天吃600~800g各种谷类、豆类、植物类根茎，加工越少越好。高纤维饮食有可以补充多种营养，预防便秘，预防结肠癌、直肠癌、乳腺癌、胰腺癌等多种癌症的发生。

（3）多食用功能性食品。

多食用功能性食品，如酵素、螺旋藻、麦绿素、菌菇类制品，可以快速补充身体所需的各种营养。

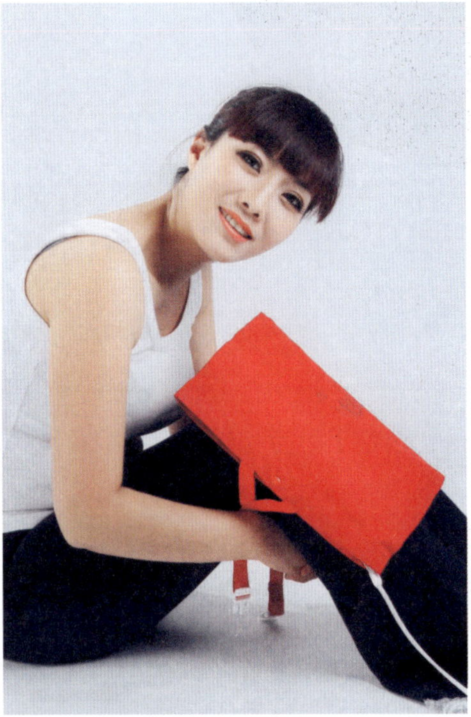

（4）多采用自然保健疗法。多采用自然疗法保养和保健身体，如：物理热疗、光疗、按摩等，疏通经络、加快循环、加强代谢、缓解疲劳，提高机体防病抗病能力。

（5）多锻炼。生命在于运动，每天应坚持锻炼40~60min，快走，慢跑，瑜伽，太极等。

（6）多参加集体活动。多和人交流、沟通，多参加集体活动，对身心均有好处。

（7）多听音乐。根据不同的状态，选择不同的歌曲，以达到情绪调节的作用。低沉、悠扬的歌曲，能安神、帮助入眠；快节奏音乐，能振奋精神。优雅、有朝气的古典音乐，可防治智力衰减；开朗、舒缓的音乐，可以培养乐观、开朗的个性，并预防各种慢性疾病的产生，进而抗衰老、益寿。不过，听音乐时不要音量过大，否则，不但影响听力，也会影响到他人。

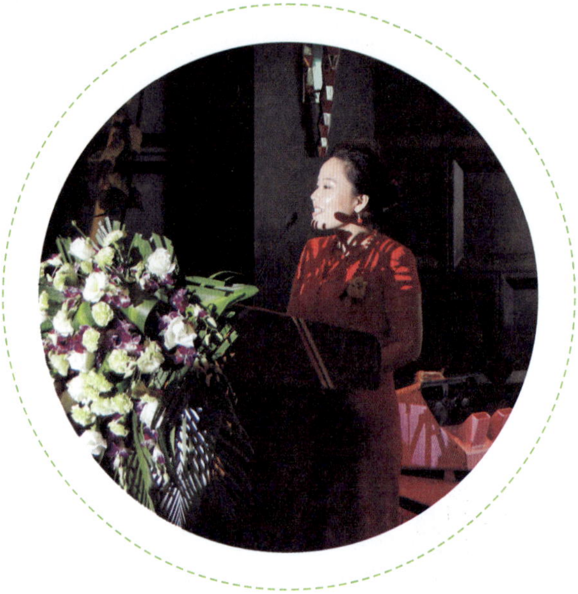

（8）多学习养生专业知识。多学习专业的养生知识，了解自己的身体，了解适合自己的养生方法并践行，是预防疾病，通向健康长寿的重要环节。

（9）多思考，多总结。勤于用脑，善善于思考和总结，从而提高判

第5章
癌症如何逆转

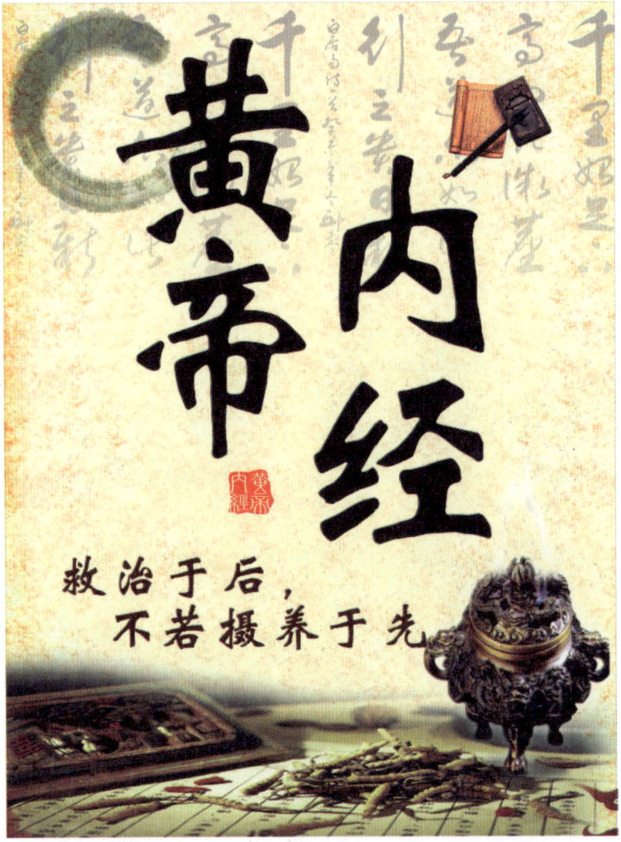

病，非人体素有之物，能得亦能除，
言不可治者，未得其术也。

第一节　全素饮食坚持6个月

为什么要全素饮食?

癌细胞赖以快速成长的“食物”是动物蛋白质，所以，必须全素饮食，**饿死癌细胞，**才是出路。

癌症饮食禁忌:

肉、蛋、奶、甜食、人参、蜂王浆、虫草等高风险食物

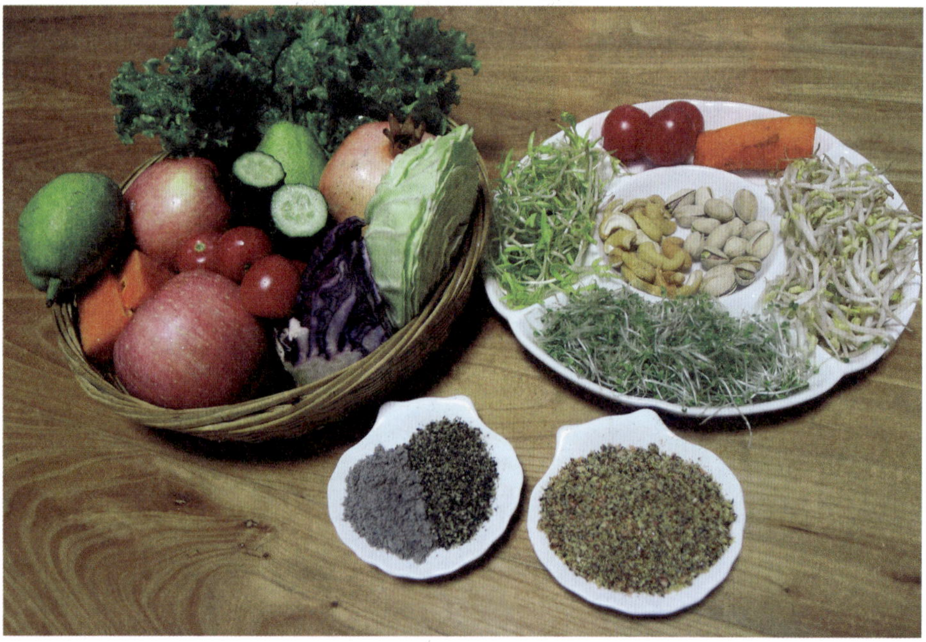

为什么要坚持6个月？

医学上证实，“红细胞”的生命周期是120天左右，当生病时“红细胞”一定会变得奇形怪状，只要在120天内，调整生活作息与饮食内容，4个月后，“红血球”就会全面汰旧换新，个个红细胞都是健康的，体质就会因此彻底改善，但因有时外出应酬或过于忙碌，无法认真天天实行正确的食谱，故再加上两个月会比较周全，即是6 个月，也就是说认真食疗半年，体质就可以完全转变，病情就会好转。

红细胞的各种形态：

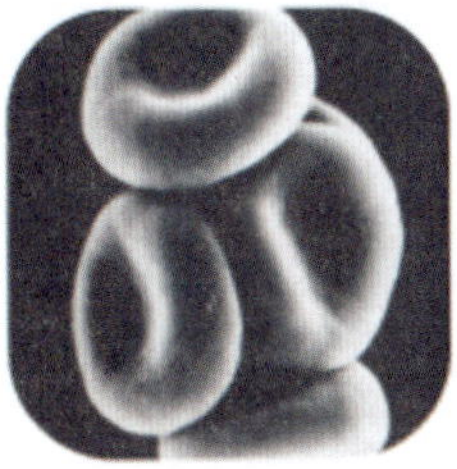

健康的细胞

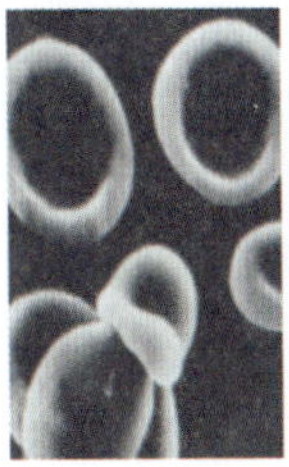

薄细胞 ×

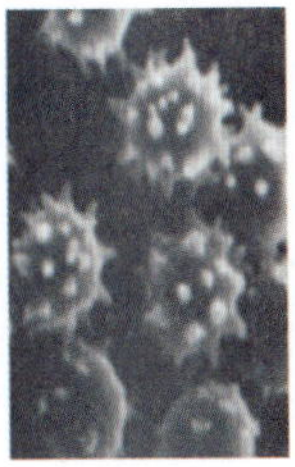

锉细胞 ×

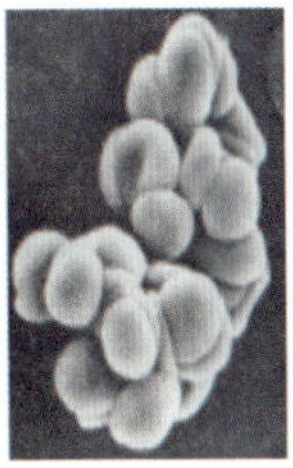

球状细胞 ×

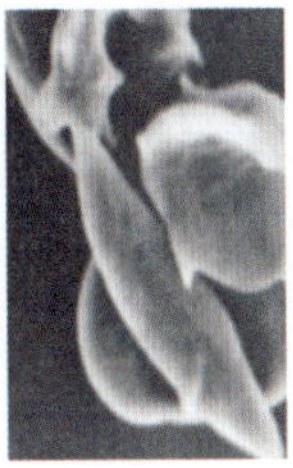

镰状细胞 ×

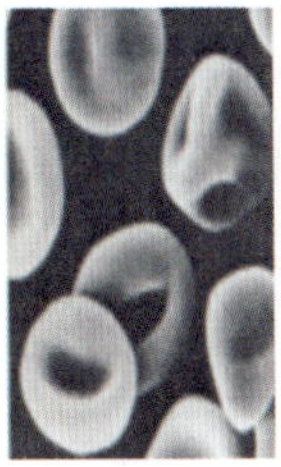

靶细胞 ×

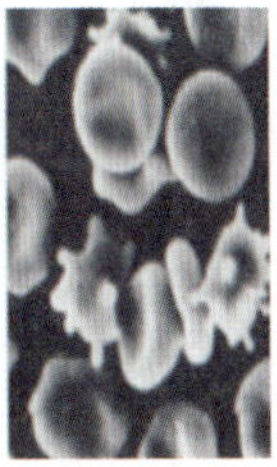

棘细胞 ×

只要吃的对，坚持6个月，红细胞就会全面更新。

第二节　全餐饮食，做到营养全面均衡

什么是全餐?

全餐就是营养全面，营养均衡完整的饮食搭配，能够给身体提供所需的能量使得身体各器官正常健康运转，并且能够抵御疾病的侵袭。

全餐九要素

◎增元补气：糙米、薏仁、小麦、燕麦、五谷米等。
◎利尿排毒：葫芦瓜、苦瓜、丝瓜、冬瓜、黄瓜等。
◎通便排毒：芦笋、竹笋、莲藕、芹菜等。
◎补血：茼蒿、甜菜根、菠菜、胡萝卜等。
◎防病抗癌：白萝卜、西兰花、卷心菜等。
◎增强体力：南瓜、芋头、山药、地瓜等。
◎改善酸性体质：各种藻类、裙带类、海带芽等。
◎提升免疫力：银耳、黑木耳、蘑菇、金针菇等。
◎促进细胞再生：豆干、黑豆、黄豆、豆腐等。

全餐表

您自己的身体就是最好的医生

只要每日三餐吃“全餐”，自愈能力就会快速提升。

以下各行的食材均可轮流交替吃 全餐=1+2+3+4+5=营养100分								
1	2	3	4	5	6	7	8	9
糙米	葫芦	芦笋	芦笋茼蒿	白萝卜	南瓜	各种藻类	银耳	百页（豆腐皮）
薏仁	苦瓜	竹笋	甜菜根	西兰花	芋头	裙带菜	黑木耳	豆干
小麦	丝瓜	牛蒡	菠菜	芥蓝菜	山药	海带芽	蘑菇	黑豆
燕麦	冬瓜	莲藕	红苋菜	卷心菜	地瓜	紫菜	金针菇	黄豆
五谷米+白米	黄瓜	芹菜	胡萝卜	小白菜	土豆	海带	香菇	豆腐
（五谷杂粮米）功效：增元补气	（各种瓜类）功效：利尿排毒	（粗纤维类）功效：通便排毒	（类胡萝卜）功效：补血	（十字花科）功效：防病抗癌	（富含卡路里）功效：增强体力	（强碱性食物）功效：改善酸性体质	（富含多醣体）功效：提升免疫力	（优良蛋白质）功效：促进细胞再生
五谷类（选一种）	蔬菜类（各类选一种）					海藻类（选一种）	菌菇类（选一种）	大豆制品（选一种）

备注：餐前最好生吃一盘蔬菜。

遵守胃的活动原则，以促进吸收

宜√

●**饮水：**最佳饮水时间为饭前半小时或饭后1~2h，每餐饮水量不超过120mL。

●**水果：**饭前0.5h或饭后1~2h食用。

饭后马上吃水果会影响消化功能。由于食物进入胃后，必须经过一个消化过程，才能缓慢排出。如果饭后立即吃水果，就会被先期到达的食物阻滞在胃内，水果里有果糖，当在胃内长时间的停留，从而与胃酸长时间接触，而造成异常发酵，便会引起腹胀、腹泻或便秘等症状，导致消化功能紊乱。原则上我们的胃在饭前都已排空，吃了水果后，其中的糖类可在体内迅速转化为葡萄糖，更容易被身体吸收。吃水果也要多样化，应该以当地当季水果为好。

●**瓜类：**一定要单一吃。

一般的瓜类拥有大约90%或以上的水分，比其他水果更容易消化。但如果混合瓜类与其他水果一起吃的话，就容易发生腹胀、气体等消化道问题。

●**酵素：**每天生食比例要提高，多吃水果、餐前生菜沙拉、果菜汁或每天至少摄取两次酵素（酶）。

酶是生命的催化剂，能激活细胞促进新陈代谢提高自愈力。

●**纤维：**三餐中要多吃粗纤维（如：莲藕、西芹、竹笋、芦笋、空心菜……），可促进肠道蠕动，禁除体内常年累积的废毒物。

●**食物选择：**天然、纯净、有机栽种、无污染。

有机果蔬并不完全是化肥农药的污染问题，更重要的是营养还远远高于非有机食材。因为所栽种的土壤内含的营养素差异很大，吃有机食物会让身体短期有效，若吃非有机食物不仅难短期见效，有可能还会因为果蔬表面残留的农药危害越发使身体中毒、病情加重。国内目前有机栽种面积在不断扩大，有机产业日益被重视，只要用心，一定会找到有机果蔬或零污染的原生态果蔬。

●**烹调方式：**首选生拌，其次蒸、煮、炖或清抄（清水煮后加油）。

●**进食方针：**

（1）细嚼慢咽，促进营养吸收。肠胃较弱者每次吃时至少咀嚼15~30次。

（2）少量多餐，饮食要适（七分饱为宜）。

（3）心情愉悦，仔细品味，尽情享受每一餐。

在休息和情绪稳定的时候才进食。放松的时候食物最容易消化，而紧张或匆忙用餐的时候，神经系统将血液都送至了神经末梢在此活跃，而不是去促进消化。

（4）遵循食物组合，促进营养消化吸收。

（5）少吃刺激性食物（辣椒、咖喱、芥末、沙茶酱、烟酒）。

（6）三餐有规律，三餐要定时定量，两餐之间避免吃零食。

（7）饭后宜散步30min，帮助消化，促进肠胃蠕动。

禁 ✕

不可服食抗酸剂，因为胃酸的分泌受到干扰或阻止，必然会影响锌与铁的吸收。

若有胃酸时，应饮用带碱性的“海带姜汤”可瞬间中和胃酸。

切勿在心烦意乱、压力很大时进食，因为消极情绪会影响肝脏和消化功能，所以不能很好地消化所吃的食物。

饭后不要马上睡觉。饭后立即上床睡觉对健康无益。

不要饮食过量。饮食过量会导致疾病。

温馨提示

如果买不到有机蔬菜，可以自己种植或订购芽苗菜。

将新鲜食物及未加工的食物作为首选食物。新鲜的食物及未加工有食物天然含有酶，酶在45℃以上就会被破坏。清洗果蔬可用臭氧冲洗处理5~10min，处理时，人必须暂时避开，处理完毕5min后待空气中臭养味道消散以后再进行打理。

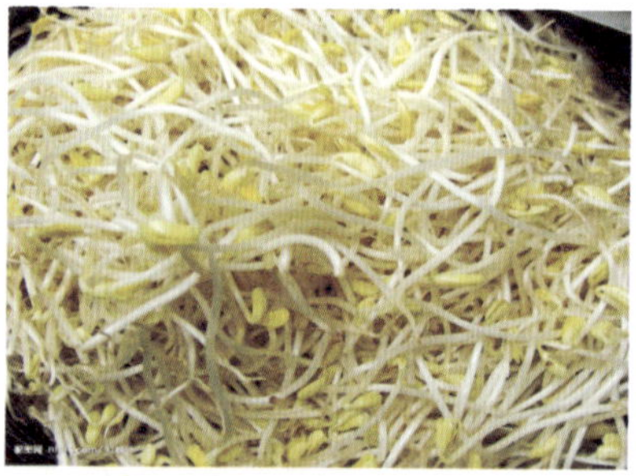

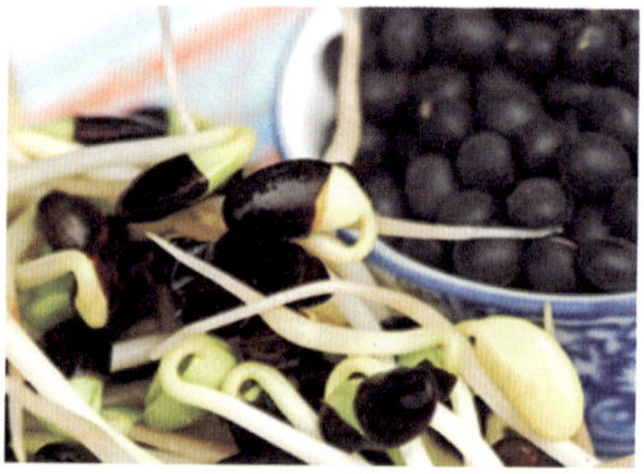

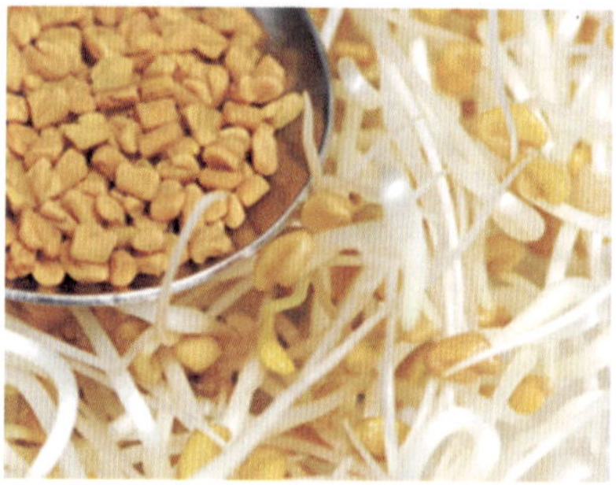

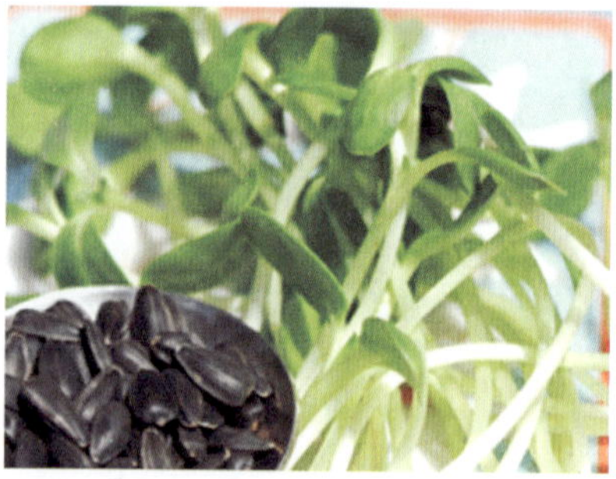

第三节　让酸性体质快速变成弱碱性

癌症的产生归根结底是因为酸性体质提供了适合癌细胞生长的土壤。所以，必须快速把酸性体质调整为弱碱性体质。

最快的方法就是补充大量的强碱性食物—麦草（麦绿素）

关于麦草

麦草是一种植物，是一种独特的麦苗，成熟后为红色的浆果。常分为大麦草与小麦草两种。其嫩叶可以榨汁或晒干磨粉。未经加工的植株含大量纤维素，难以为人消化。但其也含有叶绿素、氨基酸、维生素、矿物质和酵素。在加拿大、法国、德国和欧洲有栽培。我国东北、华北、西北及云贵高原等地均有栽培。

古今中外，都有对麦草的记载和描述，古希腊和古罗马时代，人们奉麦草为珍贵的贡品。在李时珍的《本草纲目》里，对麦草也有详细的记载："麦苗味辛、寒、无毒，主治消酒毒、暴热、酒疸、目黄，捣汁利小肠……"

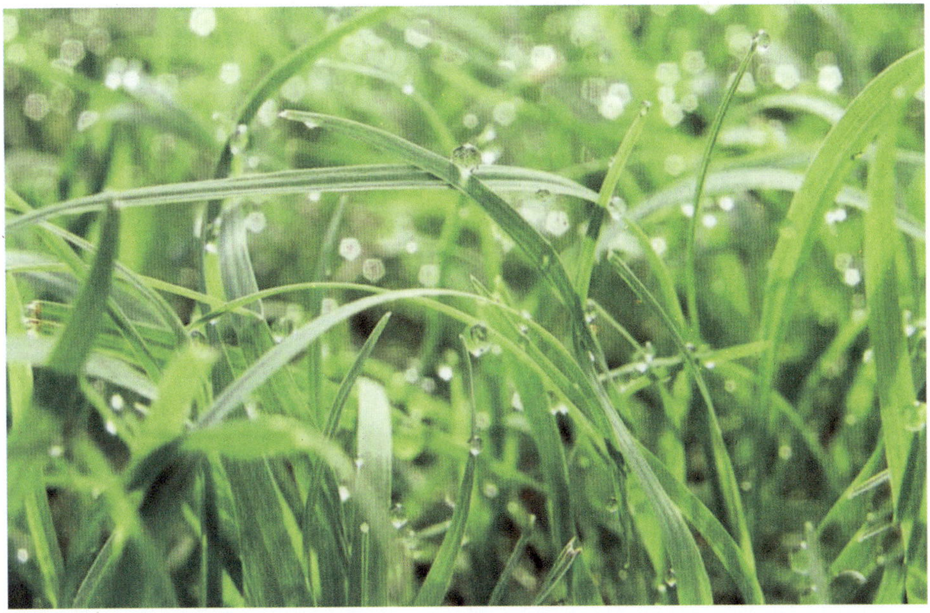

麦草含有丰富的叶绿素、维生素A、维生素C、维生素E 及维生素B族和矿物质钙、镁、磷、铁、硒，以及超抗氧化剂SOD、纤维和有益酵素。麦草疗法的创始人安·威格莫尔提出：“叶绿素”和“红细胞”的构成十分相似，相当于人体的血液。据日本食品分析中心所做的研究表明，麦草每100g中含66.4%碱性物质。

麦草是天然维生素A、维生素C和维生素E最丰富的来源之一。

麦草中含有天然维生素E比人工合成的维生素E吸收量超过10倍，多吃也不会像其他人工合成的维生素那样产生副作用。矿物质是绿色嫩叶所具有生命力的根源，也是所有生命体的核心。

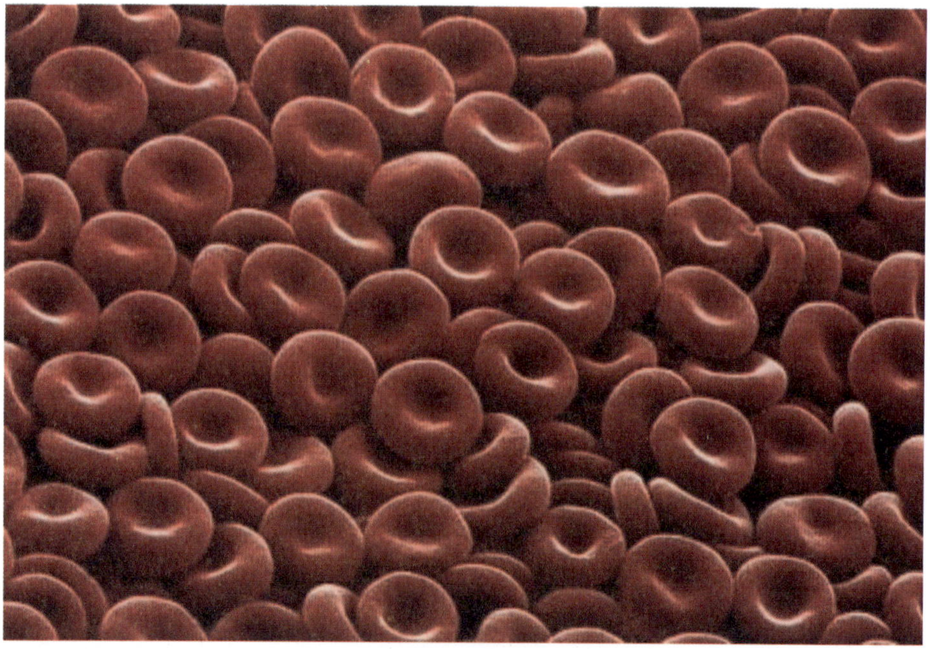

红血球图示

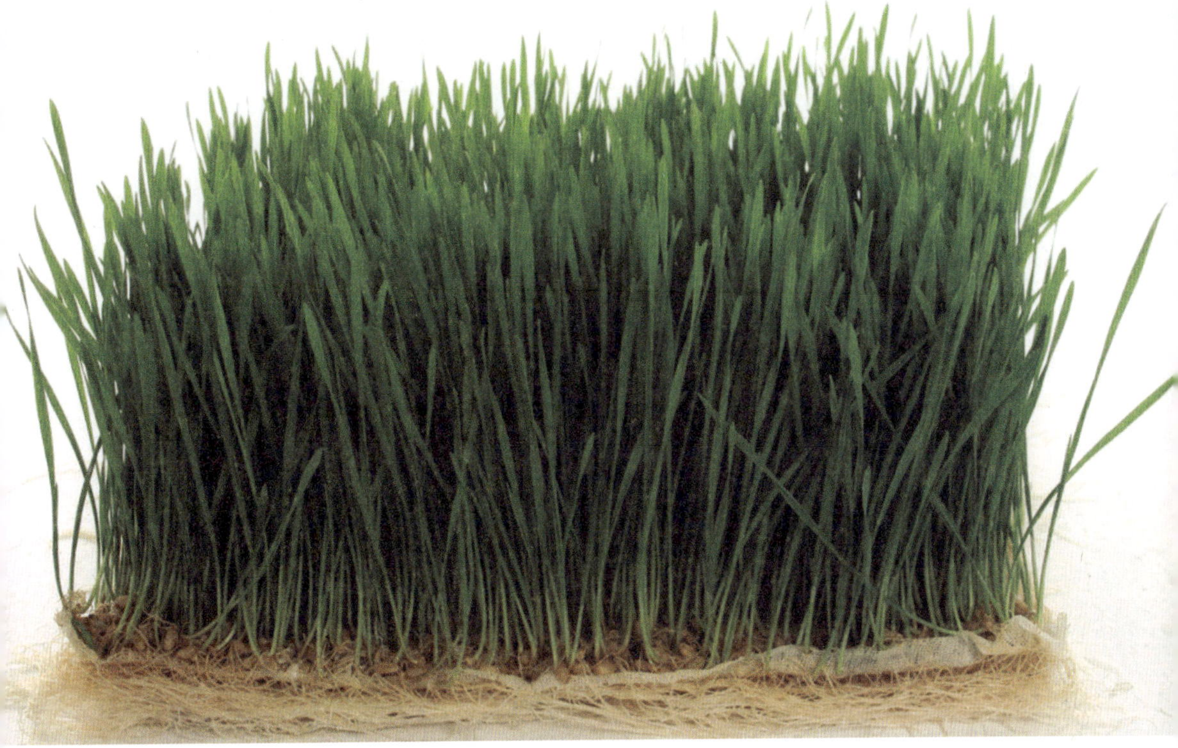

麦草中含有钙、铁、锰、磷、钠、钴和锌等矿物质，其中尤其重要的是钾离子。麦草能够改善便秘和消化不良，由于钾的含量充分而促进肠管蠕动和吸收功能。麦草中矿物质的碱性程度高，所以磷酸的吸收量少，若是磷酸过乘，就会对骨骼造成影响。因而麦草对于预防蛀牙，改善酸性体质，消除疲劳，皆有良好的功效。

酶是体内化学反应的媒介，任何营养素在最初溶解于细胞内的液体而成为离子时，必须靠酶的作用。呼吸时，将空气中的氧气输入血液或细胞之中，也非要有酶不可。它还含有一种具有锌、铜等特殊离子的SOD酶，而且含量高达0.1%。SOD 对于关节炎、细胞间组织炎的胶原病、鼻炎、肋膜炎等炎症都具有特异的疗效。

麦草里所含的17种氨基酸

离胺酸——被学界视为可能具有抗老化功能的物质，影响成长及血液循环甚巨，缺乏时免疫力会减弱、视力会受到影响，也很容易疲倦。

异亮胺酸——对于生长非常重要，尤其是孩童。成人体内蛋白质的均衡与否也受其影响。缺乏时会影响其他胺基酸的形成，进而引起心智 退化。

亮胺酸——使人保持清醒和惊觉。基本上，有失眠困扰的人尽量不要摄取这种成分，免得使情况更为恶化。但若希望自己精力充沛，亮胺酸绝对是不可缺少的重要物质。

色胺酸——对于建造含氧量丰富的血液、维持皮肤、毛发的健康都具有相当的重要性。它和维生素B群共同作用，可稳定神经系统并促进消化。

苯丙胺酸——能使甲状腺正常分泌甲状腺素，这对于精神平衡及情绪稳定是十分重要的。

苏胺酸——有助于人体消化及吸收，对全身的新陈代谢也有助益。

胺基异戊酸——可刺激脑部发展、增加肌肉的协调性、镇定神经系统，缺乏时会引发神经紧张、精神衰弱、情绪不稳定，及失眠等症状。

甲硫胺酸——具有净化及活化肾脏及肝脏细胞的功能，同时也有助于毛发的生长，及维持精神的稳定。它和亮胺酸的作用可说是刚好相反。

麦草中所含的其他几种胺基酸

丙胺酸具有**造血**的功能。

精胺酸为精液的主要成分之一，对男性的影响较大。

大冬胺酸协助人体将食物转化成能量。

麸酸使心智稳定及新陈代谢正常。

甘胺酸为细胞运用氧气产生能量的过程中不可或缺的成分。

组胺酸影响听力及神经系统功能。

脯胺酸会转变成麸酸，由此具备同等的功能。

绿胺酸可刺激脑部及神经系统功能。

酪胺酸能促进毛发及皮肤生长，避免细胞老化。

其他营养嫩叶中含有高量的维生素和植物荷尔蒙，老一点的叶子则矿物质较多。

同时麦草能供给最直接与最经济的**蛋白质**。

另外，在医生对麦草的研究中，也发现了**能逆转肿瘤生长的abscisic酸。麦草是所知能获取大量abscisic 酸的唯一方法。**

麦草获取方法

选用有机种子自己种植麦草。

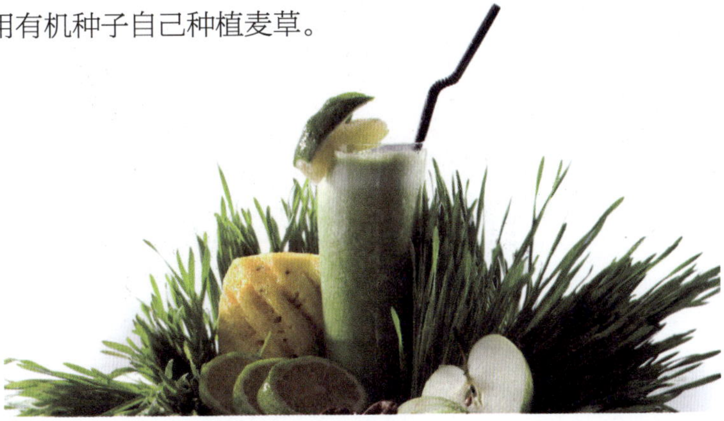

服用有机麦草制品，大麦苗或小麦苗制品。

小麦草汁（小麦草原汁，小麦草柠檬汁，小麦草橙汁）。

麦绿素片和麦绿素粉

因为小麦草种植比较麻烦，喝鲜汁有些人坚持不了或者难以入口或者反胃严重，为方便起见，建议可用优质的“麦绿素”（大麦苗制品）替代。

说明：大麦苗与小麦草同属麦苗，功效是一样的。

食用牛樟芝等防癌抗癌食品及制品，提高免疫力，抑制癌细胞生长

关于牛樟芝

牛樟芝简称“樟芝”，学名为Antrodia Camphorata，俗名牛樟菇、红樟芝、樟内菇、樟菇、血灵芝等，因其疗效特殊神奇，在民间甚至有“阴阳对口菇”之称。因樟芝具有解毒保肝、防癌抗癌、强化免疫、抗

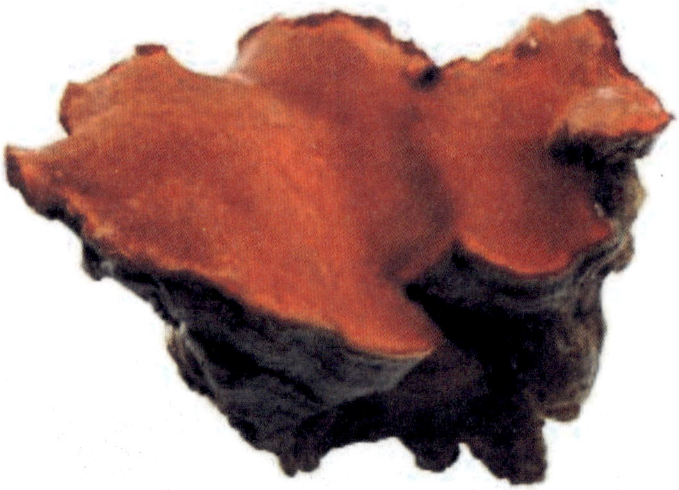

过敏、降血脂等神奇功效，素有“药芝之王”“台湾森林中之红宝石”的美誉。

牛樟芝是台湾特有的真菌，仅生长于台湾特有的牛樟树上。野生牛樟灵芝是台湾岛特有的保育类树种，在大安溪上游的雪山坑牛樟保护区，育有100余株牛樟林木。牛樟芝是牛樟树上发现的唯一腐木菌，但是牛樟芝的寄生病源性并不强，因此牛樟树很少死亡，可生长数百年。野生牛樟灵芝唯一赖以为生的宿主——台湾牛樟树，只生长于台湾海拔450至2000m的山区，牛樟灵芝仅生长于牛樟树腐朽之内壁的中空处，或伏倒之牛樟树阴暗潮湿的表面，数量非常稀少，且生长速度非常缓慢，因此异常珍贵。

牛樟灵芝的神奇早为台湾山地原住民部落里广为流传，早期由山地原住民于无意间发现野生牛樟灵芝，食用之后发觉不但神清气爽、精神提振、疲劳感顿时消失，体力也增强不少，陆续有许多族人身上发现神奇见证，所以多年以来，将牛樟灵芝视为祖传神秘灵药。

虽然樟芝在台湾民间应用广泛，有着许多民间案例，但直至1995年才被台湾真菌分类学者确认是台湾的新物种，向国际上发表。所以，科学界认识它时间还算很短，为了证实民间传闻，台湾生化、中西医药界、各大学研究所及政府相关机构均投入大量经费与人力，深入研究樟芝的各种功效，完成了许多的研究报告及临床研究、观察，不但证实樟芝完全没有副作用，且能活化细胞、改善体质、保护肝脏、增强免疫，摆脱现代人经常罹患的文明病。

樟芝成分

1. 多醣体（Polysaccharides）

牛樟芝在子实体阶段多醣体含量不高，约2%，与一般食药用性草菇类中含有的多醣体相同，具有免疫生理活性、预防及控制肿瘤等生理活性，主要含β-D-glucan（β-D-葡聚糖）其作用是透过激发巨噬细胞、T淋巴细胞、B淋巴细胞以及自然杀手细胞等来增强免疫功能，进而达到抗肿瘤的效果。樟芝多醣体中有强心、降血压、降血糖、抗血栓等功效。

2. 萜类化合物（Terpenoids）

三萜类化合物是目前樟芝子实体发现最多的萜类化学成分，一般被认为牛樟芝萃取物中苦味成份的主要来源。其中多达10多种新发现三萜类为樟芝所独有，实验证实：这些三萜类化合物能抑制肝癌细胞的增殖、毒杀老鼠血癌（P-388murineleukemia）细胞活性、抗副交感神经作用、抗血清素活性、活化神经细胞生长能力等功能；比多醣体扮演着更重要的抗肿瘤活性调节角色。高血压患者往往因为血压高，导致脑血管破裂而中风，三萜类化合物能有效地抑制Angiotensin Converting Enzyme（ACE）的活性，进而降低血压。

2006年台湾大学化学系郭悦雄教授自樟芝子实体分离获得一系列二萜类化合物，并发现具有神经保护（neuroprotectiveactivies）药理活性。

2007年台湾大仁科技大学药学系及制药科技研究所陈日荣教授之研究团队,自牛樟芝子实体分离获得具有抗发炎功效之含苯环与三键组合的特殊化学构造化合物。

3. 超氧歧化酵素（SOD：SuperoxideDismutase）

活性氧群（ROS：ReactiveOxygenSpecies）可经由外在环境，或是体内新陈代谢而产生（如紫外线的照射、辐射或化学反应）。最常见的活性氧群有过氧化自由基以及氢气自由基。这些活性氧群对人体往往会造成许多的病变，如DNA伤害、致癌以及因为细胞退化而造成的老化现象。超氧歧化酵素（SOD）为生物体内清除超氧自由基的首要酵素，具有高抗氧化机能，可有效控制活性氧群对人体造成的病变，并去除自由基。

4. 核酸类

包括有腺苷（Adenosine）、核糖核苷酸（RNA）等物质，均有重要生理活性，其中腺苷具有抑制血小板凝聚作用，可防止血栓的形成、预防动脉硬化。

除此之外，也发现牛樟芝子实体还有酚类、固醇类、醇类与内酯等多元性成分组成，其药理作用正被研究当中，未来将有相关结果陆续被报道。

服用方法

食用牛樟芝以维护健康，防癌抗癌的方法，大致可分为食用子实体和食用制成品两种方法。关于牛樟芝制成品，有瓶装口服液者，但较不常见，现在的科技已经非常发达，可以把牛樟芝的药用和有效成分完全发挥出来。

服用时间：饭前空腹半小时服用效果最佳。

碱性食物	●蔬菜（几乎所有蔬菜，尤其是绿叶蔬菜都属于碱性食物）	
	●水果类	●海藻类
	●坚果类	●发过芽的谷类、豆类
酸性食物	●淀粉类	●甜食
	●动物性食物	●精制加工食品
	●油炸食物或奶油类	●豆类

第四节　净体排毒，让身体里外变干净

快速排出身体长期累积的毒素，**肠道**和**血液**的毒素，让身体洁净起来，身体的好细胞才会快速吸收营养，让身体快速逆转。

若体内无法完全吸收营养，即使身体长期摄取最健康最有营养的食物，也是枉然，所以，净体排毒是必须之路。

健康生活及营养学领域的权威专家诺曼·沃克（norman walker）博士认为，**“除非把肠道健康列为必须前节奏，否则进行任何治疗都不可能成功或有效”**。

医圣希波克拉提斯曾经说过，**“干净的肠道使您长寿”“少有废物积存的健康肠道能延缓您的衰老。”**

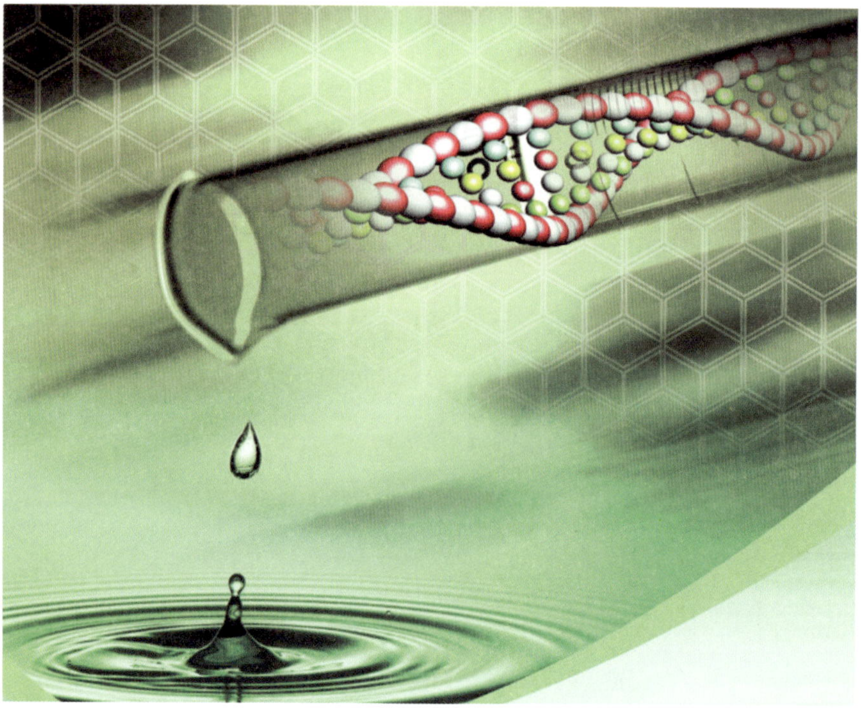

肠内毒素危害身体

下图为您详细阐释了“肠内毒素如何危害我们的身体”，如果毒素侵入了相应器官，将导致：

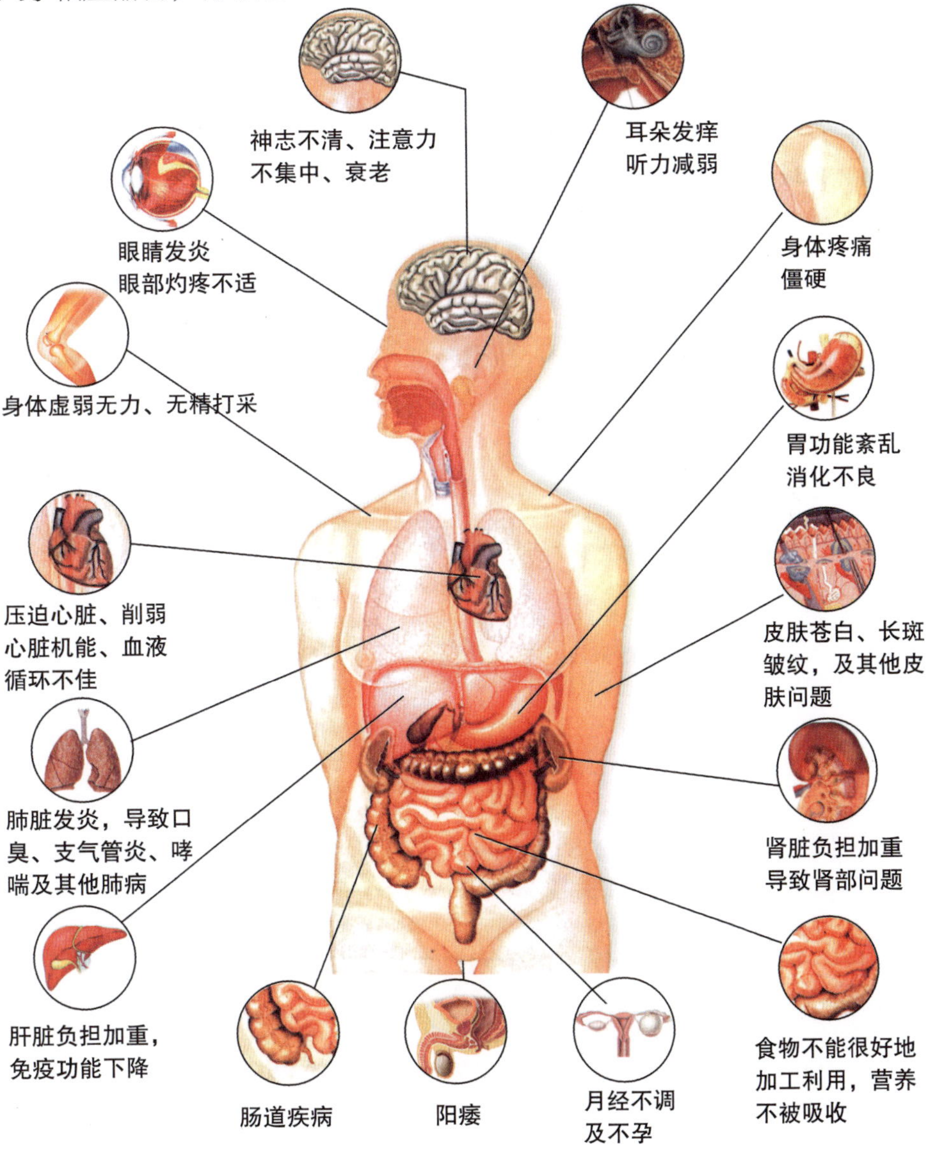

肠道排毒→灌肠

灌肠的功效

- 使肠道恢复其规律性和健康状态
- 缓解便秘
- 清除体内宿便及有害毒素
- 使身体恢复酸碱平衡状态
- 排出肠道的寄生虫
- 净化肠道，使营养更容易被身体吸收

灌肠，操作简单并且安全，就像泡个澡一样，您会感觉舒适和轻松。

全身排毒——净食断毒

净食断毒又称辟谷或断食。短期可自行净食断毒，长期应在专业人士或机构指导下进行。

为什么要净食断毒?

自身中毒是健康最大的敌人。饮食习惯及生活方式的不合理，会提高身体中毒的概率。人体中毒学说的创办人，**诺贝尔奖得主梅尼可夫说："大肠积累的食物，在腐败后会形成有害的物质，继而引起的自身中毒，造成疾病及衰老的现象。"**

今天，追求物质享受及紧张的生活形态，促使我们的生活品质逐渐下降。基于饮食**过度丰盛及过量，**造成肠胃负担过重，肠内废物发酵腐败，细菌大量繁殖，引起肠胃不适。传统中医学说：**“欲无病肠无渣，欲长寿肠常清。”**另外，现今竞争的社会环境，造成压力不堪，紧张、担忧、挫败、不安及焦虑等情绪，使我们的生活紧绷，这促使自身中毒的机会大大增加。

净食断毒的好处

- 彻底洁净身体
- 快速排出废物及毒素
- 恢复健壮体质
- 快速提高自愈力
- 精力充沛，思维清晰
- 提高意志力
- 缓解精神紧张失眠
- 降低胆固醇、高血压
- 使机体年轻5~10岁
- 轻体减重……

净食断毒

- 不会减弱人体免疫系统
- 不会饿到受不了，因为一天喝多次的蔬果汁与热汤

采用正确及经专人指导的净食断毒疗法，将使你身体更为健壮，恢复青春活力，而不是衰弱和疲累。

净食断毒的疗效

净食断毒疗法的疗效概括如下：

采用正确的排毒计划，净食断毒的疗效

- 从身体层面来说，帮助我们清除体内积存的废物，降低生病的机率。
- 从心理层面来说，帮助我们清除脑子里的消极观念，建立有益身体健康的情绪模式。
- 从感情角度来说，排毒有助于我们打开心灵、表达情感，尤其是深埋于内心的挫折经历、气愤、怨恨或恐惧，让我们心理驻满宽容、爱、喜悦及希望。
- 从精神层面来说，经过排毒过程，很多人重新体会了心灵的明净，提升了人生目标。

如何进行净食断毒？

对于完全没有净食断毒经验者，净食断毒的意义即是剔除摄取日常食物。无论如何，在净食断毒之前，不管是清水净食断毒还是果菜汁净食断毒，都必须做好准备工作，同时也要有心理准备来面对净食断毒所可能面对的好转反应。一般来说，一个正确的净食断毒疗法具有三个步骤：

正确断食三步骤

- 第一步骤：预备净食断毒期间，逐步减少食物的摄取。
- 第二步骤：净食断毒阶段，剔除食物，只喝果菜汁等。
- 第三步骤：复食，逐步增加食物的摄取。

常用净食断毒疗法

1日净食断毒法

7天果菜汁净食断毒疗法

特别说明

净食断毒不是断掉所有的食物不进食而是选择增强细胞活性的食物，如果菜汁、麦草汁、酵素等。

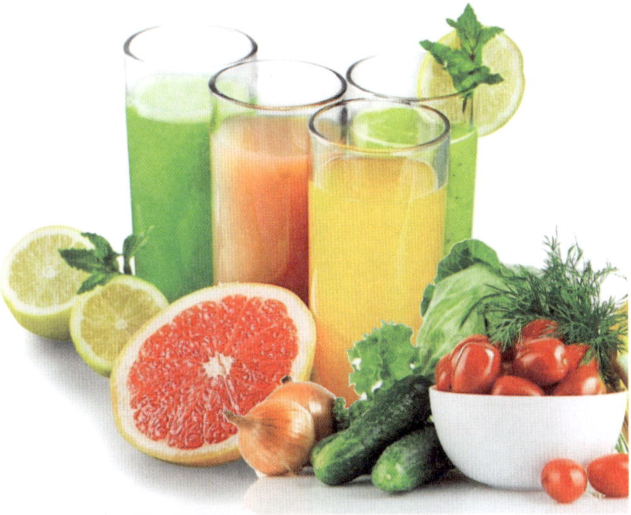

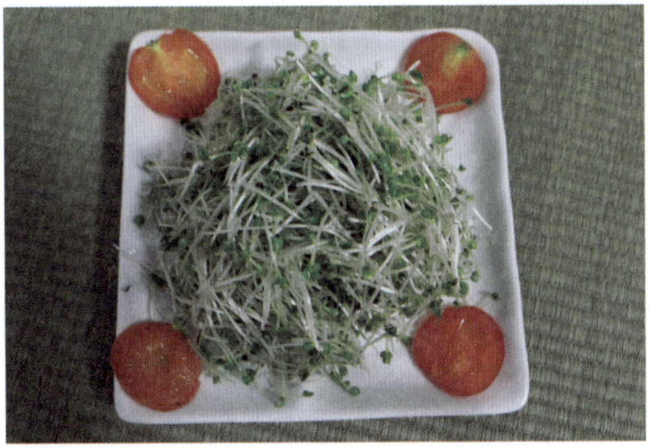

净食断毒可以进行多久

如果净食断毒对您来说是件新鲜事，建议您的第一次净食断毒不要超过7 天，除非您是在有经验的专人指导下，则另当别论。净食断毒时间的长短取决于个人的健康状况，并没有一定的规定。重要的是：时常注意在净食断毒期间身体所出现的反应，因为那些反应讯息是决定您可以进行多长的净食断毒时间。另外，在净食断毒期间所出现的症状，通常也反映了您身体真正的健康状况。

净食断毒可多久进行一次

净食断毒的间隔期并没有一定的规定。你可以每星期进行一次24h的净食断毒或每个月进行一次3天或7天的净食断毒。你可以在有需要的时候进行净食断毒，让你的身体恢复自愈力。

净食断毒安全吗

果菜汁净食断毒疗法是绝对安全的，而且是最有效地将肠内废物排出及增强身体自愈能力的良方。不过，患有慢性病如癌症、糖尿病、高血压、心血管疾病等的患者，都必须在医生或专人的监督下进行。

尽管果菜汁净食断毒法是安全的。我们仍是非常建议您在进行第一次净食断毒时，在专人的指导下进行或参加有口碑、被认可的净食断毒营，学习如何有效进行净食断毒方是最重要的。

不正确的净食断毒有哪些风险

净食断毒的成功与否取决于您的意愿。您的意念必须能够控制您的身体，并遵循净食断毒的每一个步骤。所有阶段都需要特别加以注意。

尤其是第三步骤：复食是最辛苦的部分，要成功完成这个复食阶段，就必须要有坚强的意志力。在这个阶段，诱惑无所不在。在复食期间，记得饮食必须清淡、少量多餐。只吃七分饱，避免给肠胃消化系统太大的压力以致产生不适。

不正确的净食断毒法反而会给身体带来不良影响，例如：

· 旧病复发。
· 自身中毒。
· 给排泄系统太大压力而造成肠胃不适。

说明：全世界有成千上万的人有规律地进行净食断毒，不是为了治疗任何疾病，而是他们认为净食断毒是清洁体内废物的有效方式，它强健我们的身体，增强抗病能力，使身体各大器官恢复青春活力。

食物排毒法

若因为某种原因不能进行净食断毒，不要担心，以下饮食计划可以帮助您排除身体内的毒素和新陈代谢的废物，从而达到整体健康。请尽可能食用当地时令蔬菜和水果。

第一步		水果一份，在饭前半小时或饭后两小时食用。	
第二步	全面补充矿物质、维生素和酶。（您可以在果汁、沙拉、稀饭、米饭或面条中添加黑/白芝麻、啤酒酵母、卵磷脂颗粒和麦芽）	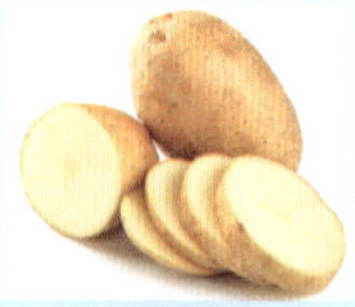 根茎类	任意选择下面三到四种蔬菜：胡萝卜、山葵、芜菁、马铃薯、甘薯、莲藕、野洋芋、洋芋、牛蒡
		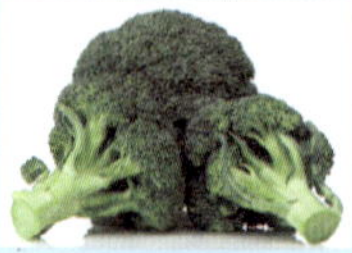 十字花科类	花椰菜、卷心菜、椰菜、芽甘蓝
		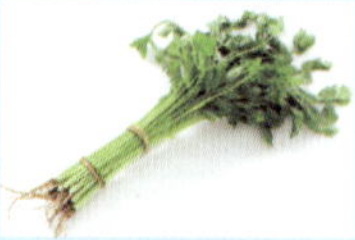 梗茎类	芹菜、芦笋、韭葱
		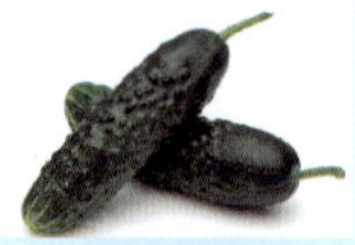 水果/瓠果	黄瓜、苦瓜、甜椒、辣椒、番茄、南瓜
		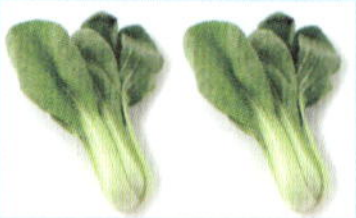 绿叶蔬菜	莴苣、菠菜、甘蓝、小白菜、芥菜

	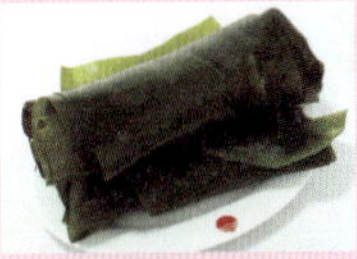 根茎类	发菜、紫菜、海带、海白菜、裙带菜等。海藻含矿物质最多为钙、铁、钠、镁、磷、碘等。现代科学认为，常食海藻食品可有效地调节血液酸碱度，避免体内碱性元素（钙、锌）因酸性中和而被过多消耗
	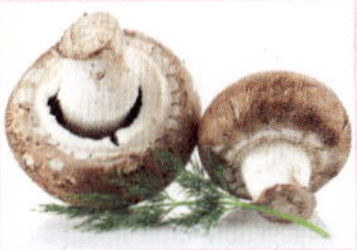 菇类	所有蘑菇类别。如果是干香菇，使用之前请把干香菇置于太阳底下一至两天让它吸收维生素D
	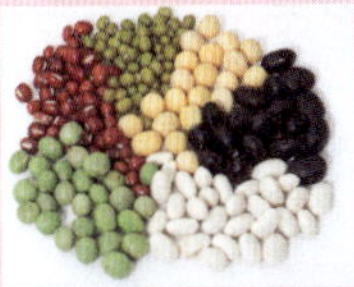 谷类/豆类/坚果类	所有的谷类，豆类或坚果类。花生（含有黄曲霉毒素）除外
	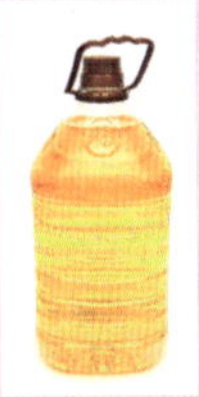 必需脂肪酸	橄榄油（Udo's Oil）或亚麻籽油（Fldxseed Oil）。您可在果汁、沙拉里加入一大汤匙的脂肪酸，脂肪酸实际上对所有身体的正常机能都是必需的，缺乏这一营养素会降低免疫力。坚果和种子里含有丰富的必需脂肪酸
	全面补充蛋白质 动物蛋白 乳蛋白质 植物蛋白	1杯糙米+1/4杯豆子。豆子浸泡3~4h，去壳（因为壳的嘌呤衍生物含量非常高，会导致高尿酸）
	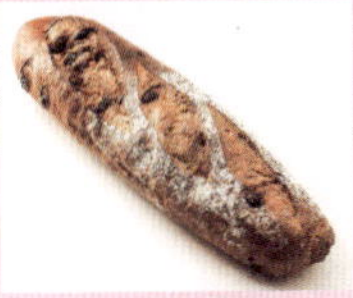 碳水化合物	两份甘薯，黄色或紫色更好；糙米、全麦面包、全麦意大利面食等

第五节　快速提升血液含氧量

氧气充足，癌细胞就难以生存，所以，提高血液含氧量非常重要。

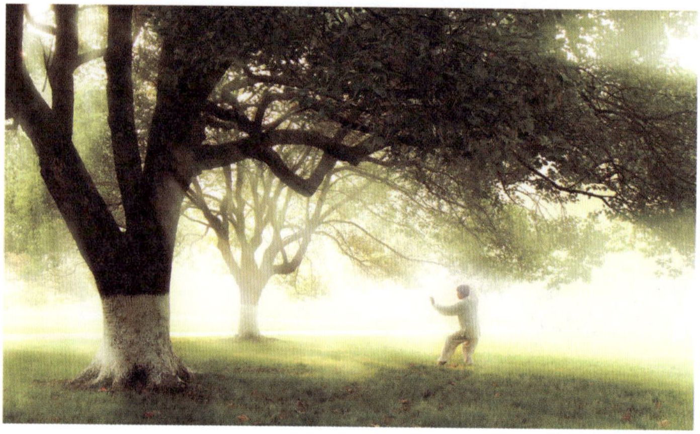

提高体内含氧量方法

晨间深呼吸，提高血液含氧量（吸、吸、呼）。

鼻子连吸两次，然后用嘴吐气一次，至少30min。

“吸、吸、呼”的步骤

（1）身体放松，双脚打开与肩同宽，双手自然下垂；

（2）第一次以鼻自然吸，只吸不吐；

（3）第二次再以鼻大力吸气，吸到不能吸为止；

（4）改用嘴巴呼气，呼气即是吐气，要慢要细长；

（5）重复吸吸呼，进行30min（最好在空气清新处，如绿树底下）。

增加氧运动的好习惯

在绿树下散步或柔软运动，快步走、慢跑……

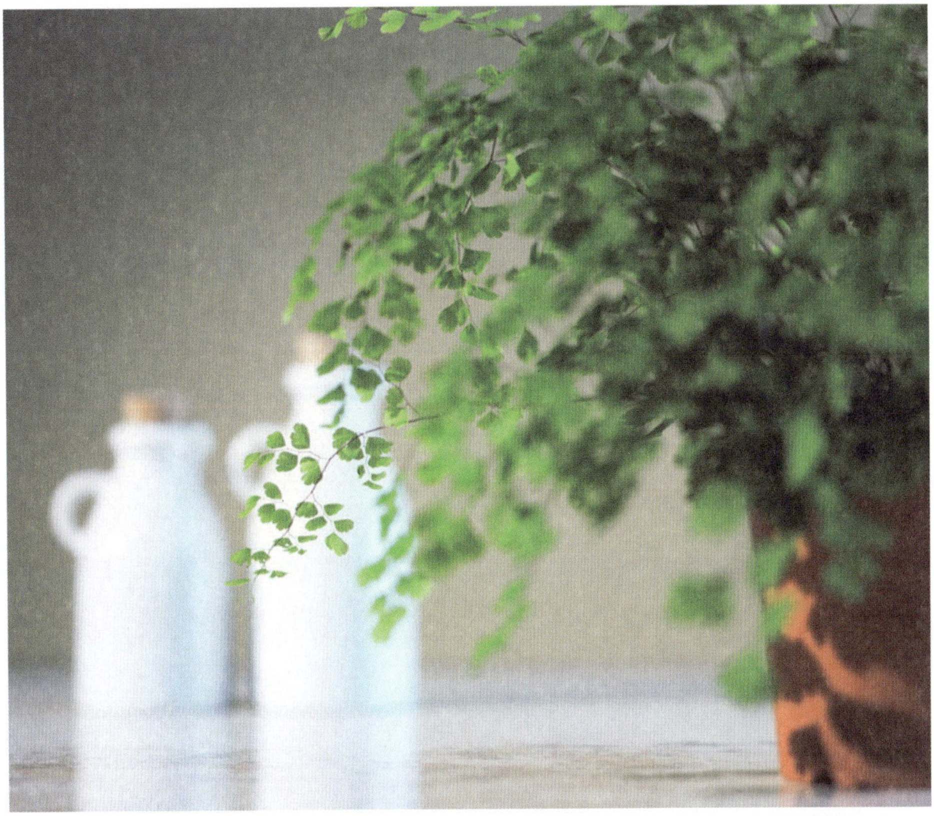

▲ 家里多摆放绿色植物，制造含氧量高的小环境

▼ 到户外负离子（含氧量）高的地方去呼吸新鲜空气

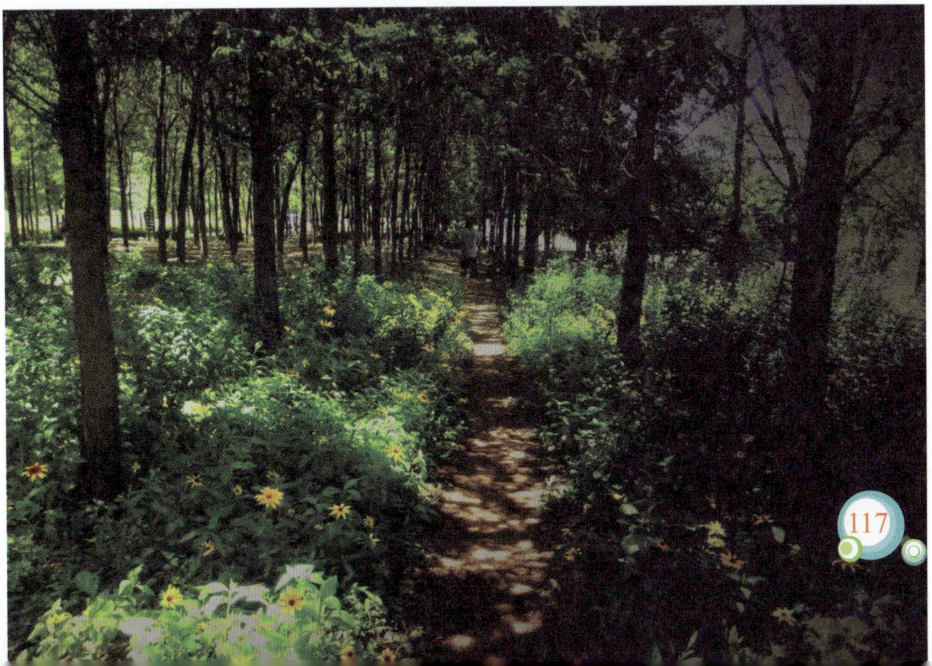

第六节　少油少盐，严格禁糖

关于用油

做菜一定要选好油，不同的烹调方法，使用不同的油品。

（1）煎炒：“橄榄油”“葡萄籽油”“菜籽油”的发烟点较高，油质稳定，比较适合一般热炒或煎炒。

（2）生拌或熟食拌油：首选“亚麻仁油”，其次选择“芝麻油”等。

（3）“棕榈油”“椰子油”等油品的“饱和脂肪酸”含量高，发烟点高，于高温烹调下较不易起油烟、变质，但是在油炸食物时，还是将油热至七分热即可，以免油脂氧化劣变。

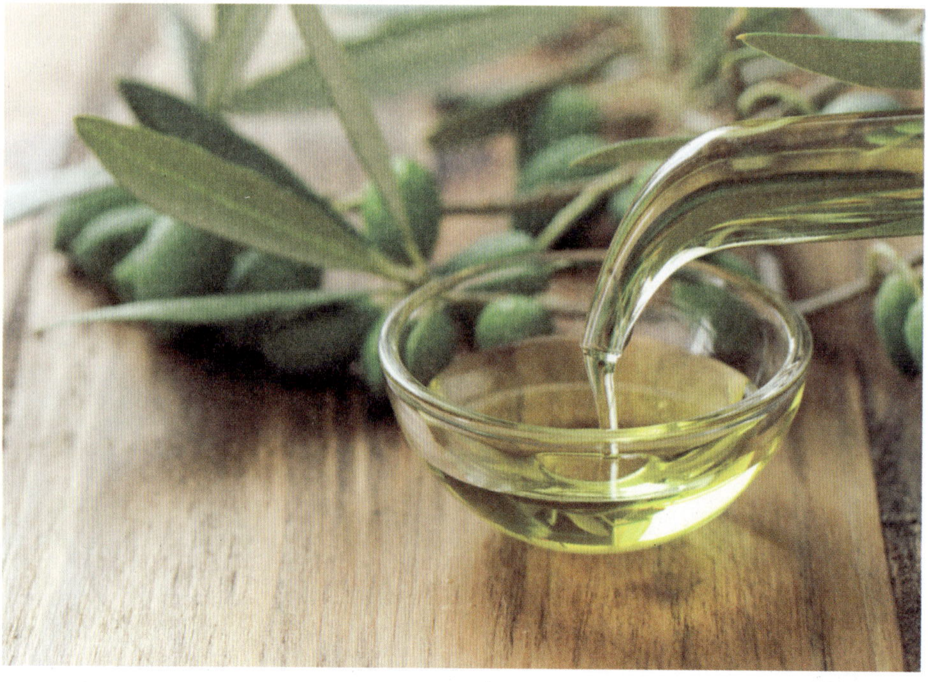

油中珍品——亚麻油——血液清道夫

亚麻籽已有5000多年的历史，它属于种子类，其根系可深入到地下120cm以上。这样的根系可以使亚麻籽很好地吸收和利用大地的营养。亚麻籽既是食品又是药品，是“药食同源”的原料药，在《本草纲目》中早有记载。每100g含α-亚麻酸不低于56g，α-亚麻酸是一种人体“不能自行生成”，只能通过食物补充的必须营养素，是影响人类生命进化过程的一种最基本、最核心的物质，现代饮食当中普遍缺乏。α-亚麻酸摄入严重不足是导致癌症、三高、免疫力低下等58 种现代疾病的重要原因。增加摄入α-亚麻酸可显著改善这种状态。α-亚麻酸通过人体转化成DHA（脑黄金）和EPA（血管清道夫）、亚麻酸等多种不饱和脂肪酸，对人体健康意义重大。

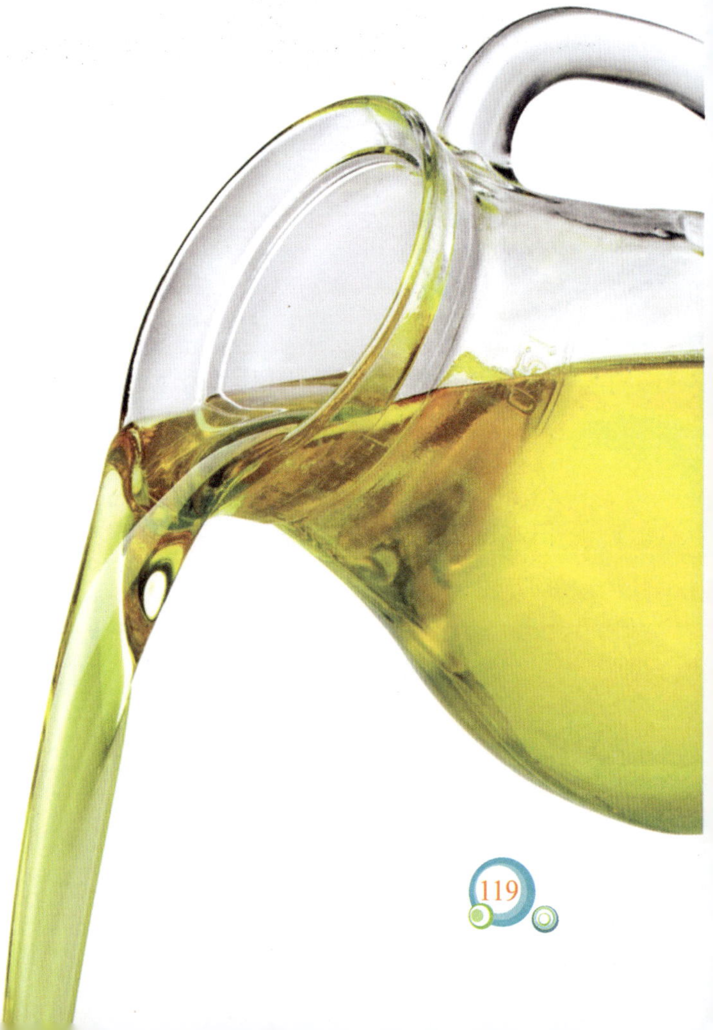

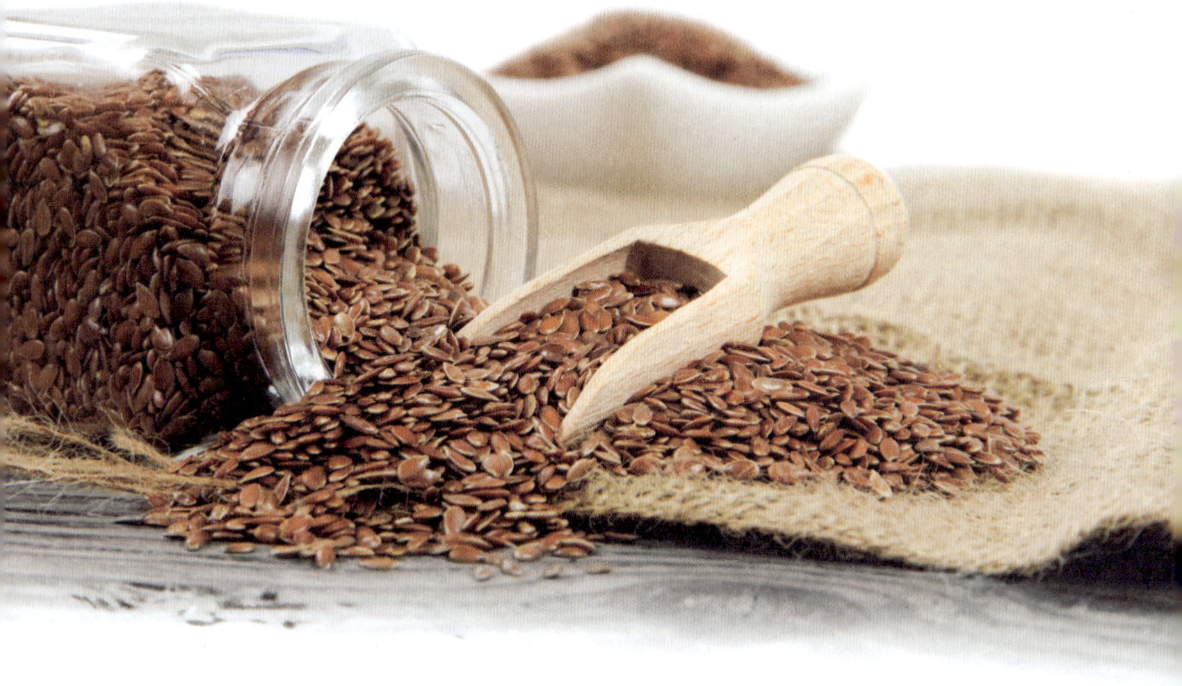

1993 年联合国卫生组织和世界粮农组织在《关于推广日粮中补充α-亚麻酸的建议》中，首次倡导：鉴于α-亚麻酸的重要性和人体中普遍摄入不足的状况，建议专项补充α-亚麻酸。自20世纪90年代开始，美国、日本、法国等国立法规定：在特定的食品中，必须添加α-亚麻酸及代谢物方可销售。

优质亚麻油必须具备的条件

（1）有机种植。

（2）低温冷榨萃取。

（3）生产保存期不超过6个月。

食用注意事项

（1）保健用量，每日20mL；重症患者，每日40~60mL。

（2）应避光保存，防止光照后氧化而失去活性，开瓶后必须放在冰箱冷藏，并尽量在20天内食用完毕，以保证功效。

（3）亚麻籽油极易氧化，不可加热食用，食用温度应在40℃以下；

（4）用亚麻籽油凉拌的蔬菜，请务必在20min内食用。

（5）亚麻籽油的功效保质期只有6个月，所以，请您一定要购买三个月内生产的亚麻籽油。

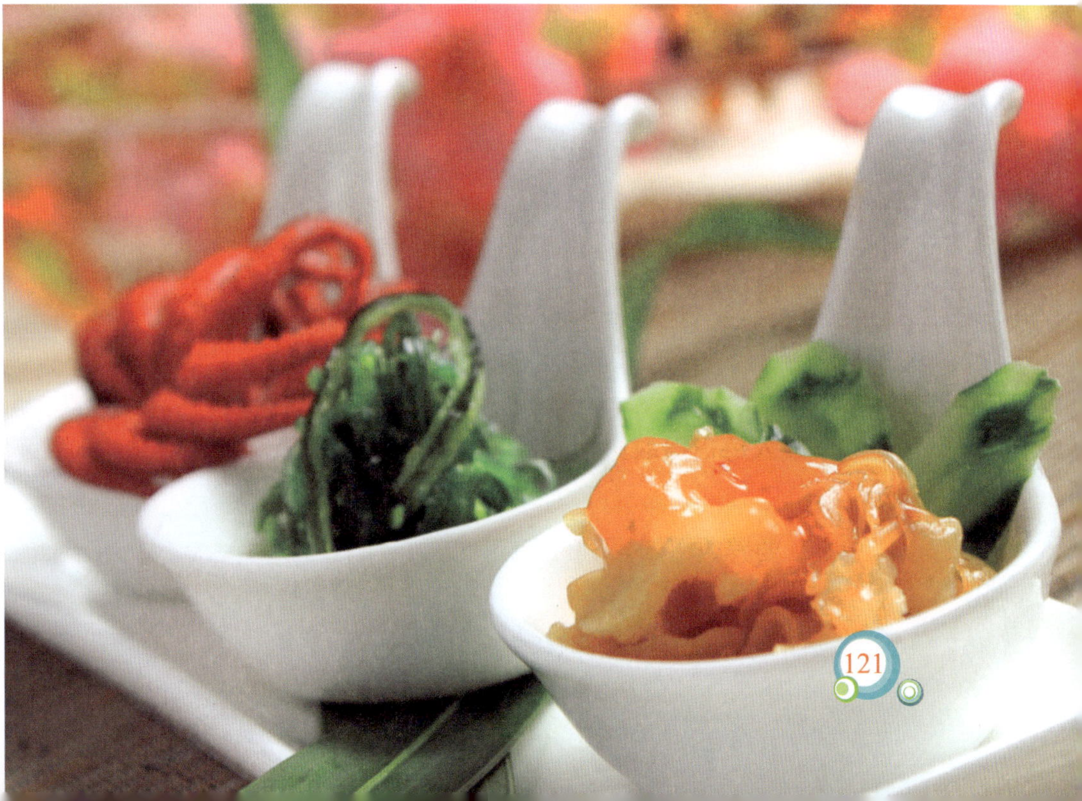

亚麻籽油的吃法

（1）酸奶（自制或无添加）+亚麻油酸奶。

酸奶与亚麻油以10：1比例搅拌均匀，至完全溶解。——巴德维疗法

（2）凉拌蔬菜：生菜直接搅拌。

热水氽烫后的蔬菜，应晾凉至40℃以下再拌菜。

（3）精力汤（或者果菜汁）+亚麻籽油。

（4）蔬果泥+亚麻籽油。

（5）蛋白粉（或牛奶，豆浆）+亚麻籽油。

（6）直接口服，每次20mL。

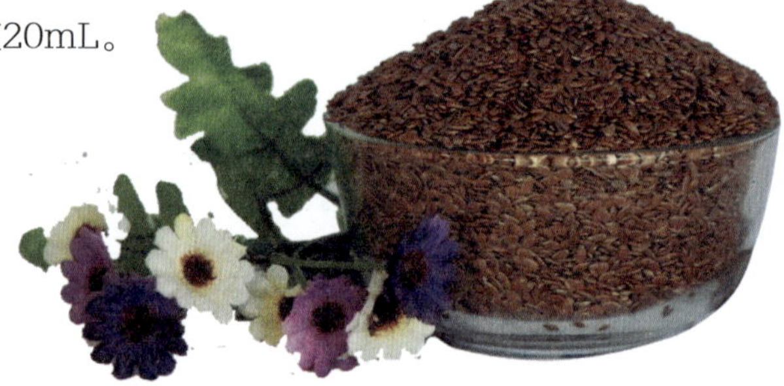

关于用盐

“盐”是日常生活必备的调味品，也是维持身体健康的重要微量元素。

“盐”很便宜，喜欢重口味的人，吃下太多盐，对代谢极为不利，容易引起水肿等，甚至引发更严重的心血管等疾病。

建议成人每日摄取量为“6g”，其来源包括新鲜食物、加工制品和调味品等。

总之，要养成“低盐”的伙食习惯。

减盐技巧

1. 利用“天然食材的风味”，代替“盐”的使用

（1）烹调时使用苹果、凤梨、番茄等天然水果来增加料理的酸味。

（2）使用味道强烈的天然食材，如香菜、海带、洋葱或是香草等，带出食物的原味。

（3）可用人参、当归、枸杞等中药材及胡椒、八角等香辛料来取代盐的添加。

2. 利用“天然佐料”增添料理的风味

多使用酒、蒜、姜、胡椒、八角、花椒及香草片等天然佐料，变换食物风味。

3. 利用“烹调技巧”降低盐的用量

选择可保持食物天然鲜味的烹调方式，如多用蒸、炖、烤等，以减少盐、味精或其他鲜味调味品的用量。

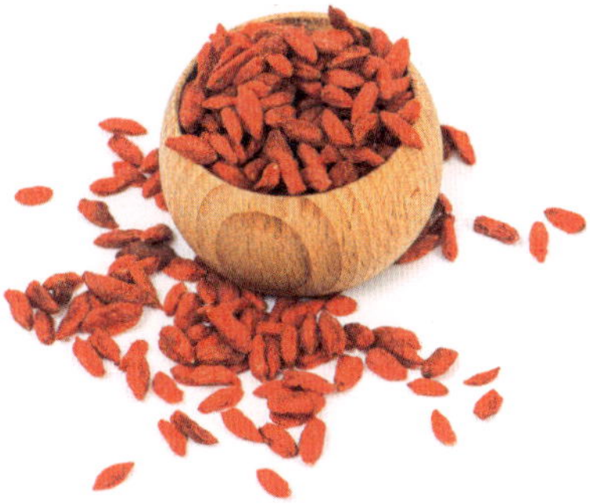
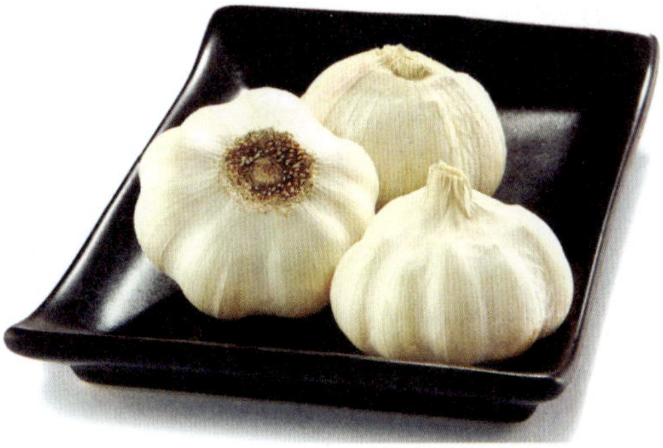
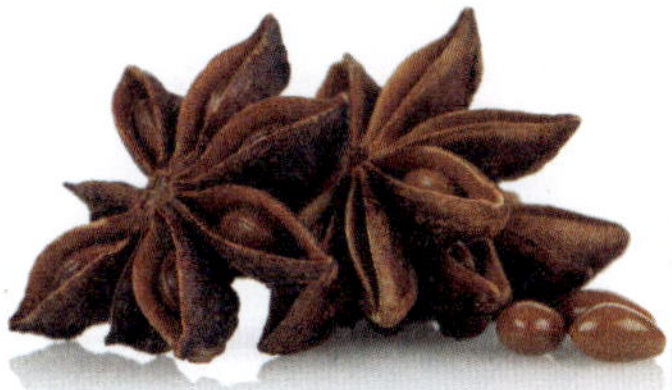
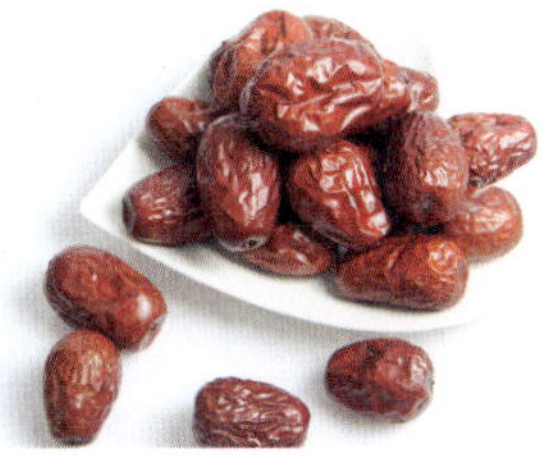
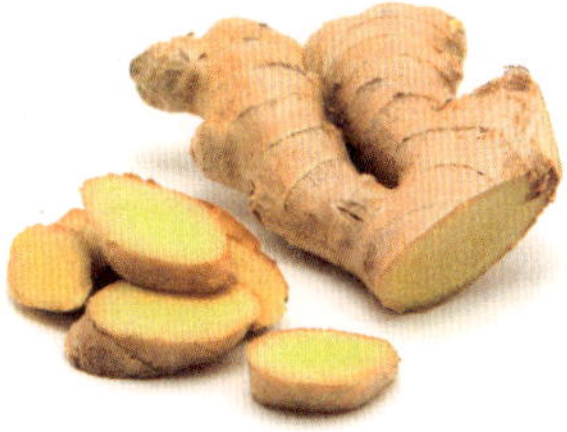

第七节　食用优质干净水

水的重要作用

人们身体的所有化学反应都需要水来执行。我们需要水分来调节体温及输送营养至全身的器官，而且水中所含的矿物质也是提供养分的重要来源。水分也帮助输送氧气至细胞、排除体内废物、保护关节及各个器官。

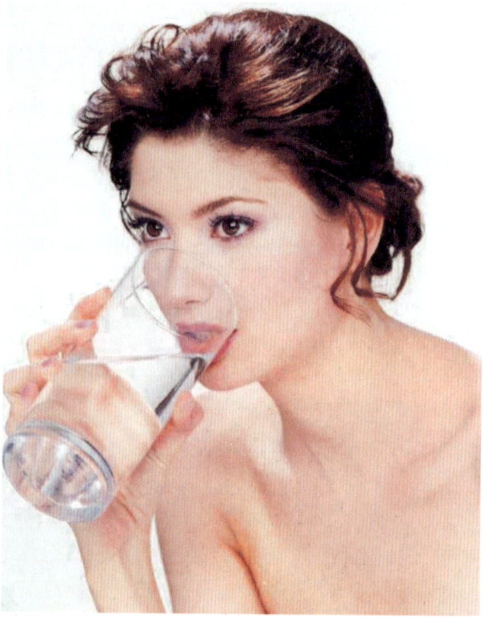

水的摄取

每天至少喝2000~3000mL优质水，根据专家的研究，我们体内的水分占60%~70%，所以必须每天补充足够的水分给身体。

提示

（1）建议喝没有污染的水源

（2）多喝含有矿物质与微量元素的水

（3）家中最好配置净水设备

（4）少喝或者不喝加工过的饮料

第八节 调理情绪，保持充足睡眠

找到了问题的根源，找到了方法，紧接着要做的事情就是要坚定地去做，“行动，坚持，信念”就是胜利，给自己6 个月时间，重塑一个健康的你！

调整情绪解压的好方法

静坐

早晚午休都可以做，一般10~30min。

不论用什么姿势盘腿坐着，或是不靠背的“直接坐在椅子上”，最好尽量保持姿势不动。如果您觉得痛苦已经达到忍无可忍的地步，实在没有办法继续观照身心的实相时，可以稍微挪动一下脚或身体，让身心的浮躁缓和一下，然后再重新开始。

首先把心情放松下来，然后把头顶轻轻地往上顶一点点，好像要把脊椎拉直一般，但是要注意脖子不要僵硬，要松巧然后把注意力放在头顶上，想象头皮整个松下来，想象就可以做到，发挥你的想象力。

接着把注意力移到你的额头，把眉头舒开，不要皱眉，想象额头向四方都松散开来。

把注意力移到整个脸部，把整个脸颊里面的力量都松掉，想象它越来越松，检验自己的表情，是否祥和而自在，注意力放到两边的太阳穴，想象两边的太阳穴也渐渐松开来。

放松你的后脑勺，运用你的想象力，把它慢慢地松下来。

检验你的脖子是否松巧，不要僵硬，想象它也慢慢地放松下来。

肩膀，不要往上举，想象两个肩膀一起垮下来，沉下来，自然的下沉，除了脊椎还挺立之外，不要负担一点点的力量。

想象两只手，像绳子一样，只是挂在肩上，完全自然的下垂，不要用力，从手臂一直放松到指尖，慢慢的放松下来，像绳子一样的挂着，想象整个胸膛都松开，不论胸腔里面正有多少感受在发生，就让它发生，要喘就喘，没有关系，不急着调息，当我们定静到一个程度，气息自然会愈来愈细，你只是想象松开、松开，任它自在，没有一点点抵抗的力。

背部，除了脊椎打直之外，把其余的力量都松掉，整个腹腔，检查看看有没有出力，把力量通通放下来，通通松开来。

臀部，只是静静的承受着身体的重量，其他什么力量都不要，想象它也松开来，检查臀部与大腿交接处的髋关节，有没有出力，把力量都卸掉。

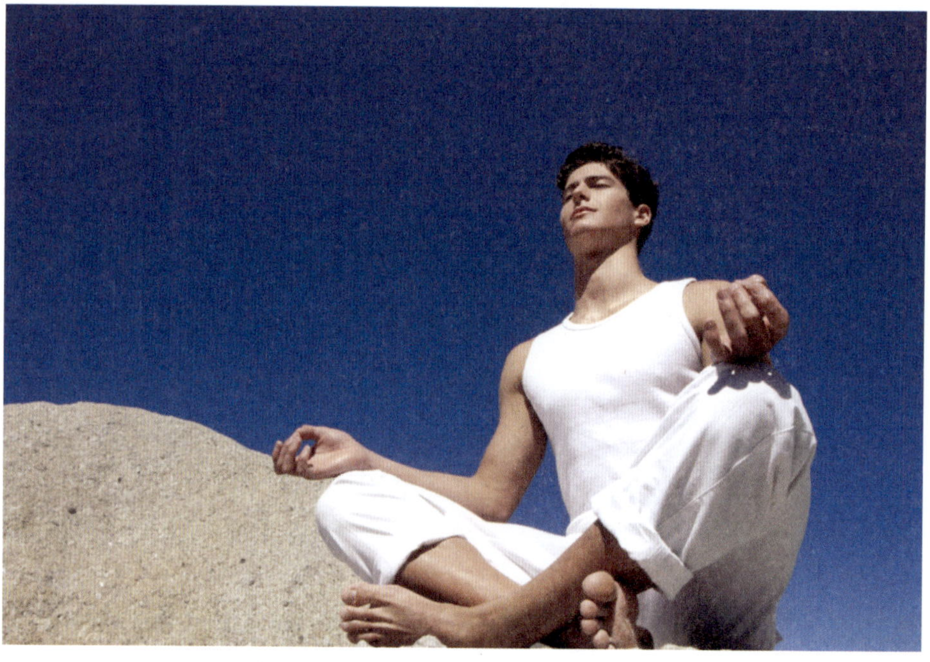

呼吸

五种呼吸练习

1. 静心呼吸

透过有知觉的处在静心状态，由鼻子吸气，鼻子吐气的一种细、慢、长的内在呼吸，脊椎放松挺直，吸气吸到腹部充满，再由海底轮周遭的肌肉紧缩提气，从背脊往上回流至整个脑部，再由鼻子吐气，重复地进行，直到全身皆觉得舒适放松，能量充满，心灵宁静。

2. 能量呼吸

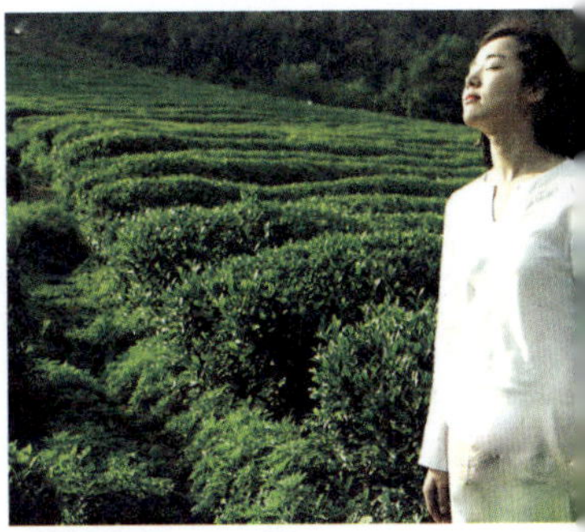

透过快速且有力的吸气吐气，中间不间断直到气满无法负荷时，再吸最后一口气，冲至头顶停顿1~2s，再由嘴巴用力地吐气，重复这样的练习，直到充满能量。

3. 海浪呼吸

透过鼻子吸气吐气，深且慢的吸到腹部，当腹部空气充满时，再吐气，重复这个练习，中间不中断，保持深度吸气与吐气，直到处在一种自然的静心状态。

4. 感觉呼吸

透过嘴巴张开吸气至腹部，再从嘴巴吐气，速度可快可慢，重复地进行直到深度的感觉被触动，这是一个可快速苏醒感觉的呼吸法，可透过这个呼吸，来释放内在的情绪与压力。

5. 瑜珈呼吸

深深吸一口气（约4~5s），停止约4~5s，（内在作自我确认，任何想创造的感觉，例：我感觉好放松），接着吐气6~8s。

音乐

佛教音乐

钢琴曲

冥想音乐

小提琴……

可舒缓情绪，愉悦心灵……

保持充足睡眠

睡眠即睡觉，是人休息的一种形式。睡眠是修复细胞的最好方式。

睡眠可以消除疲劳、恢复体力，保护大脑、恢复精力，增强免疫力、康复机体，促进生长发育，延缓衰老、促进长寿等作用。

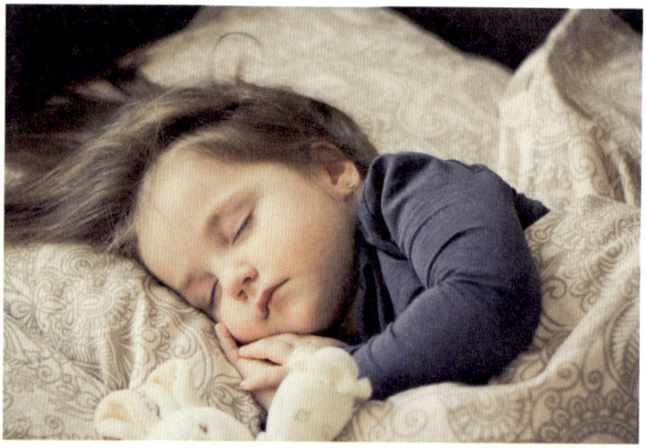

1. 增强免疫力，康复机体

人体在正常情况下，能对侵入的各种病原物质产生抗体，并通过免疫反应而将其清除，保护人体健康。睡眠能增强机体产生抗体的能力，从而增强机体的抵抗力；同时，睡眠还可以使各组织器官自我康复加快。现代医学中常把睡眠作为一种治疗手段，用来帮助患者渡过最痛苦的时期，以利于疾病的康复。

2. 消除疲劳，恢复体力

睡眠是消除身体疲劳的主要方式。睡眠期间是胃肠道及其有关脏器合成并制造人体能量物质以供活动时用的好时机。另外，由于体温、心率、血压下降，呼吸及部分内分泌减少，使基础代谢率降低，从而使体力得以恢复。

3. 保护大脑，恢复精力

睡眠不足者，表现为烦躁、激动或精神萎靡，注意力涣散，记忆力减退等。长期缺少睡眠则会导致幻觉，而睡眠充足者，精力充沛，思维敏捷，办事效率高。这是由于大脑在睡眠状态下耗氧量大大减少，有利于脑细胞能量贮存。因此，睡眠有利于保护大脑，提高脑力。

4. 促进生长发育

睡眠与儿童生长发育密切相关，婴幼儿在出生后相当长的时间内，大脑继续发育，这个过程离不开睡眠；且儿童的生长在睡眠状态下速度增快，因为睡眠期血浆生长激素可以连续数小时维持在较高水平。所以应保证儿童充足的睡眠，以保证其生长发育。

5. 延缓衰老，促进长寿

许多调查研究资料均表明，健康长寿的老年人均有一个良好而正常的睡眠。人的生命好似一个燃烧的火焰，而有规律燃烧则生命持久；若忽高忽低燃烧则使时间缩短，使人早夭。睡眠时间恰似火焰燃烧最小的程度，因此能延缓衰老，保证生命的长久。

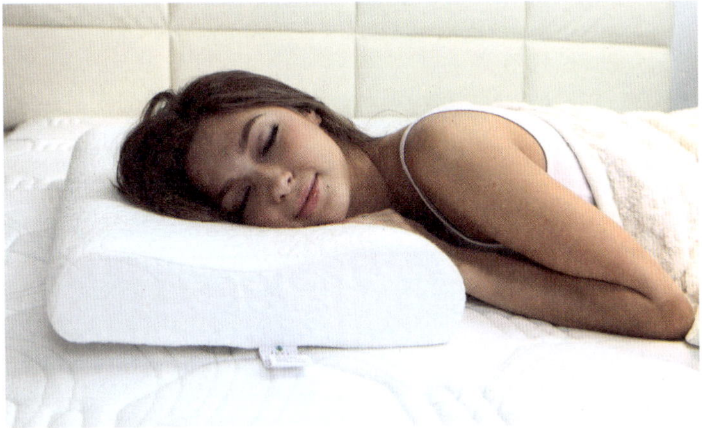

改善失眠的特效要诀（助眠9步骤）

- 热姜汤泡脚30min

  功能：促进新陈代谢，逼汗排毒。

- 喝金针菜汤200~300mL

  功能：安定神经，帮助睡眠。

- 用“丝瓜络”干刷全身15min

  功能：促进血液循环，舒畅全身。

- 洗澡

  功能：清洁身体，神清气爽。

- 散步或爬楼梯、踩跑步机、做柔软操……

  功能：带动肠道蠕动，促进新陈代谢。

- 睡前排便、排尿

  功能：排泄体内废物，避免夜尿。

- 将心事写下来

  功能：消除心理障碍，心无挂碍好入眠。

- 敲小腿（床上运动）

  功能：让身体疲累，快速入眠。

- 床上阅读

  功能：让眼睛、脑筋疲劳，熟睡到天明

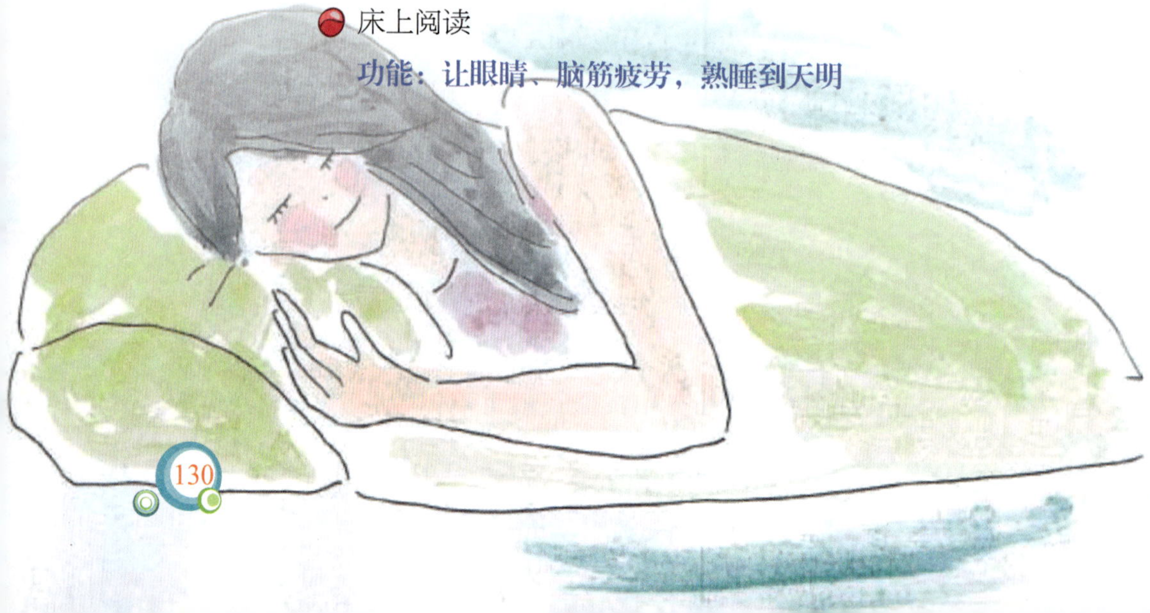

“敲小腿”助眠做法

（1）人平躺在床上，头枕在枕头上，两脚悬空翘高，左脚在上，右脚在下。

（2）以右脚脚背，往上去敲左脚小腿肚中央30次。右脚脚背敲左脚小腿时，右脚要往上用力，左脚要往下用力。

（3）然后换脚，变成右脚在上，左脚在下，再以左脚脚背，往上去敲右脚小腿肚中央30次。左脚脚背敲右脚小腿时，左脚要往上用力，右脚则往下用力。

（4）两脚轮流作算是1回合。必须做5回合。

（5）小技巧：敲小腿时，要敲到有点疼，才是敲到正确的位置，敲的时候要尽量用力，忍耐疼痛与疲累，做完“敲小腿”全身必然累极跌入昏睡状态，这便是熟睡到天明的要诀！

第九节　合理正确运动

可选择瑜伽、太极、气功、乐活操、游龙功等。

运动注意事项

（1）在氧气充足的环境下运动；

（2）饭后半小时内不适剧烈运动；

（3）一次运动时间不宜过长；

（4）运动后要大量补充水分；

（5）晚上运动后可以洗个热水澡。

癌症不可怕

70年前，美国葛森博士用自然疗法（蔬果精力汤+灌肠），救治大批癌症患者，超1万余人次。《救命圣经，葛森疗法》被翻译成几十种文字，广为流传。

1992年，日本福岛县立医学大学的医科教授星野仁彦患了结肠癌。手术时，癌细胞已经转移到肝脏。星野教授自行实施葛森自然疗法之后，活过了20年，他的结肠癌和肝脏的转移都已经“治愈”。

英国王储查尔斯王子对葛森疗法评价说：“我知道有位被宣告得晚期癌症且即使接受化疗也无法存活的病人转向求助葛森疗法。令人高兴的是，7年后她仍然活得很好。”

33年前，中国台湾，食疗大师欧阳英便以全日制的方式用“生机饮食”照顾和辅导癌症患者进行科学饮食。

台湾著名抗癌斗士李秋凉女士，不仅自己与癌症斗争几十年，还带领众多患者一起赶走癌魔。

5年前，中国内地上海、广州、重庆……众多癌症患者在欧阳英老师指导下，用正确科学的饮食，恢复了健康。

美国康奈奈儿大学坎贝尔教授《救命饮食》再次指出食物与健康之间的关系，食物的重要性不言而喻。

所以，癌症一点也不可怕。癌症完全可以预防。

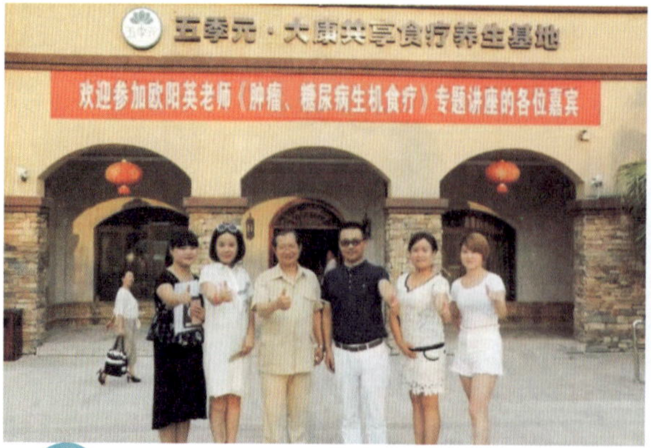
五季元·大康共享食疗养生基地
欢迎参加欧阳英老师《肿瘤、糖尿病生机食疗》专题讲座的各位嘉宾

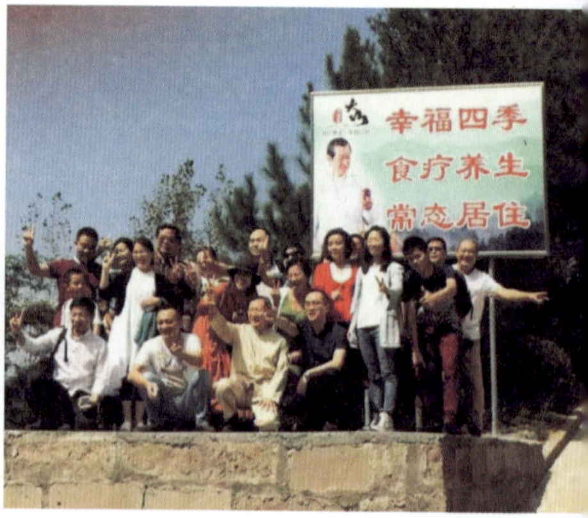
幸福四季
食疗养生
常态居住

第6章 “医疗+食疗”快速逆转癌症

第一节　医（药）食本同源

“药食同源”是指，许多食物即药物，它们之间并无绝对的分界线，古代医学家将中药的“四性”“五味”理论运用到食物之中，认为每种食物也具有“四性”“五味”。“药食同源”是说中药与食物是同时起源的。《淮南子·修务训》称：“神农尝百草之滋味，水泉之甘苦，令民知所避就。当此之时，一日而遇七十毒。”可见神农时代药与食不分，无毒者可就，有毒者当避。

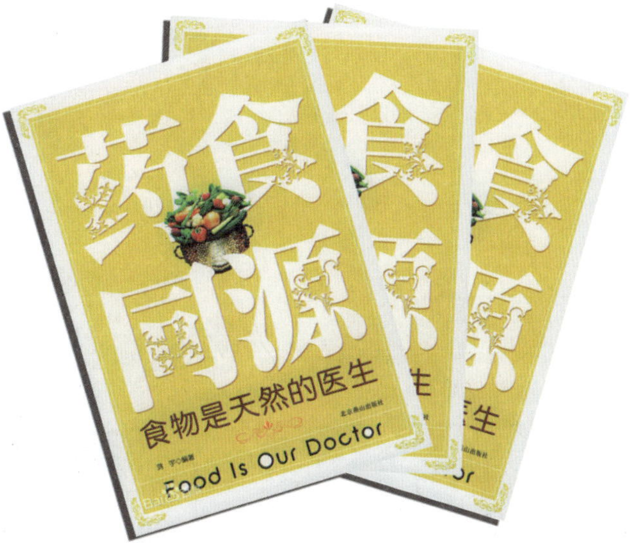

卫生部公布的《关于进一步规范保健食品原料管理的通知》中，对药食同源物品、可用于保健食品的物品和保健食品禁用物

既是食品又是药品的植物清单

丁香、八角茴香、刀豆、土人参（人参菜）、小茴香、小蓟、山药、山楂、马齿苋、乌梢蛇、乌梅、木瓜、火麻仁、代代花、玉竹、甘草、白芷、白果、白扁豆、白扁豆花、龙眼肉（桂圆）、决明子、百合、肉豆蔻、肉桂、余甘子、佛手、杏仁（甜、苦）、沙棘、牡蛎、芡实、花椒、赤小豆、阿胶、鸡内金、麦芽、昆布、枣（大枣、酸枣、黑枣）、罗汉果、郁李仁、金银花、青果、鱼腥草、姜（生姜、干姜）、枳子、枸杞子、栀子、砂仁、胖大海、茯苓、香橼、香薷、桃仁、桑叶、桑葚、橘红、桔梗、益智仁、荷叶、莱菔子、莲子、高良姜、淡竹叶、淡豆豉、菊花、菊苣、黄芥子、黄精、紫苏、紫苏籽、葛根、黑芝麻、黑胡椒、槐米、槐花、蒲公英、蜂蜜、榧子、酸枣仁、鲜白茅根、鲜芦根、蝮蛇、橘皮、薄荷、薏苡仁、薤白、覆盆子、藿香、玫瑰茄等。

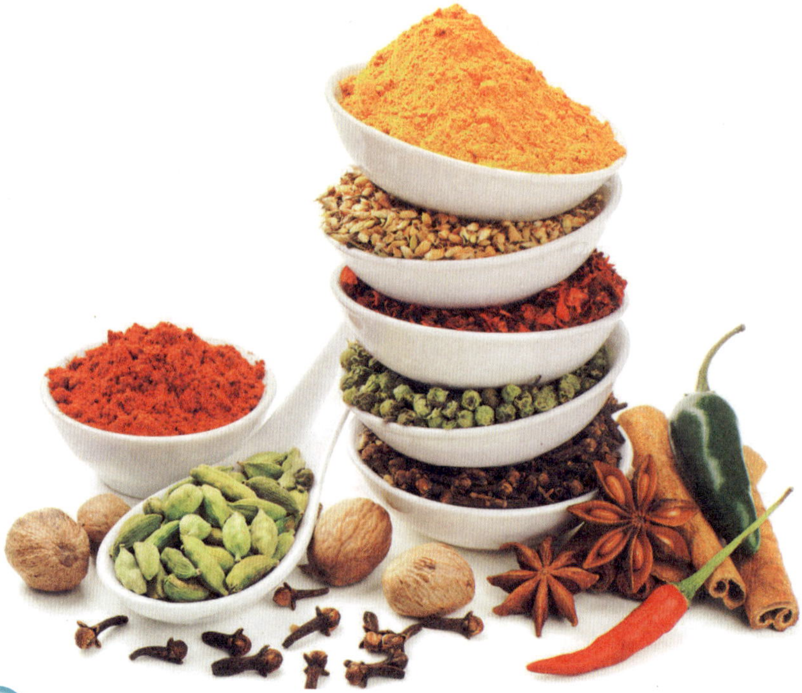

理论来源

唐朝时期的《黄帝内经太素》一书中写道：**“空腹食之为食物，患者食之为药物”**，反映出“药食同源”的思想。

随着经验的积累，药食才开始分化。在使用火后，人们开始食熟食，烹调加工技术才逐渐发展起来。在食与药开始分化的同时，**食疗与药疗**也逐渐区分。

《内经》对**食疗**有非常卓越的理论，如**“大毒治病，十去其六；常毒治病，十去其七；小毒治病，十去其八；无毒治病，十去其九；谷肉果菜，食养尽之，无使过之，伤其正也”**，这可称为最早的食疗原则。

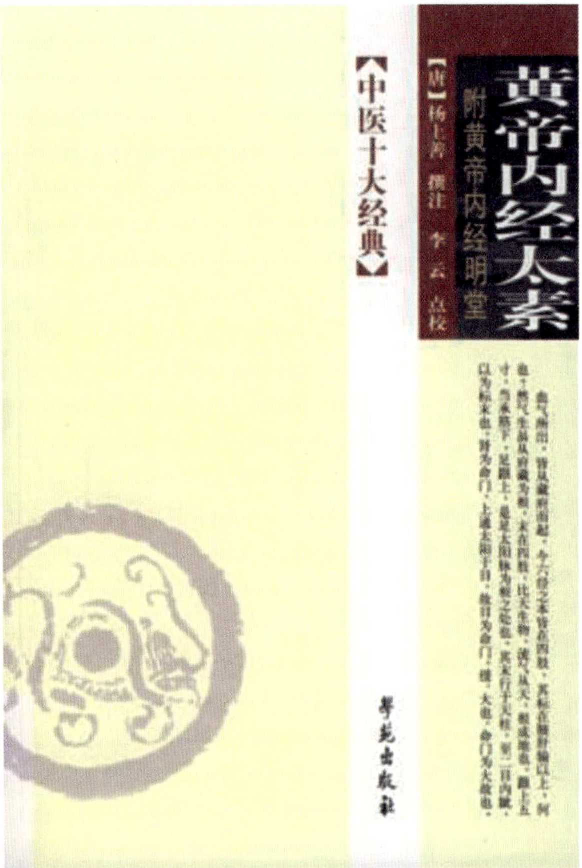

由此可见，在中医药学的传统之中，论药与食的关系是既有同处，亦有异处。但从发展过程来看，远古时代是同源的，后经几千年的发展，药食分化。

中国中医学自古以来就有“药食同源”（又称为“医食同源”）理论。这一理论认为：许多食物既是食物也是药物，食物和药物一样同样能够防治疾病。在古代原始社会中，人们在寻找食物的过程中发现了各种食物和药物的性味和功效，认识到许多食物可以药用，许多药物也可以食用，两者之间很难严格区分。这就是“药食同源”理论的基础，也是食物疗法的基础。

中药与食物的关系

中药与食物的关系是药食同源。中医治病最主要的手段是中药和针灸。中药多属天然药物，包括植物、动物和矿物，而可供人类饮食的食物，同样来源于自然界的动物、植物及部分矿物质，因此，中药和食物的来源是相同的。有些东西，只能用来治病，就称为药物，有些东西只能作饮食之用，就称为食物。但其中的大部分东西，既有治病的作用，同样也能当作饮食之用，叫作药食两用。由于它们都有治病功能，所以药物和食物的界限不是十分清楚的。比如橘子、粳米、赤小豆、龙眼肉、山楂、乌梅、核桃、杏仁、饴糖、花椒、小茴香、桂皮、砂仁、南瓜子、蜂蜜等等，它们既属于中药，有良好的治病疗效，又是大家经常吃的富有营养的可口食品。

中药与食物的异同

共同点：可以用来防治疾病。

不同点：中药的治疗药效强，也就是人们常说的“药劲大”，用药正确时，效果突出，而用药不当时，容易出现较明显的副作用；而食物的治疗效果不及中药那样突出和迅速，配食不当，也不至于立刻产生不良的结果。但不可忽视的是，药物虽然作用强但一般不会经常吃，食物虽然作用弱但天天都离不了。我们的日常饮食，除供应必需的营养物质外，还会因食物的性能作用或多或少的对身体平衡和生理功能产生有利或不利的影响，**“日积月累，作用就会明显”**，这种影响作用就变得非常明显。从这个意义上讲，食物并不亚于中药的作用。因此正确合理地调配饮食，坚持下去，就会起到非常好的效果。

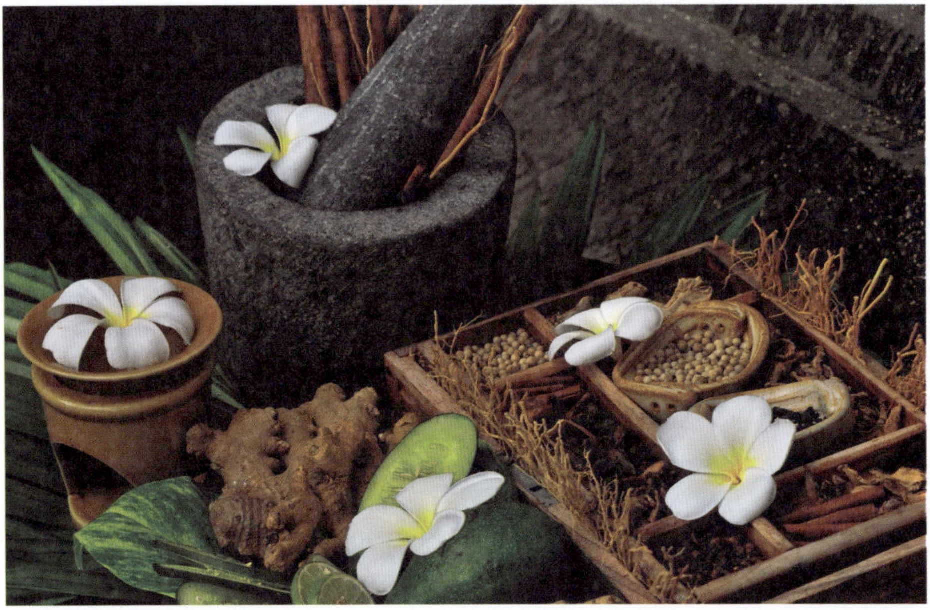

药食同源”食物举例

枸杞

关于枸杞

枸杞出自《名医别录》：枸杞，生常山平泽及诸丘陵阪岸。

《本草衍义》：枸杞当用梗皮，地骨当用根皮，枸杞子当用其红实，是一物有三用。其皮寒，根大寒，子微寒，亦三等，今人多用其子，直为补肾药，是曾未考究《经》意，当更量其虚实、冷热用之。枸杞其叶厚、根粗；河西及甘州者，其子圆如樱桃，暴干紧小，少核，干亦红润甘美，味如葡萄，可作果食，异于他处者。大抵以河西者为上也。

落叶灌木果实，叫枸杞子（gǒu qǐ zǐ）可入药。枸杞（Barbary Wolfberry Fruit）是名贵的药材和补品，很早就有“枸杞养生”的说法。《本草纲目》记载：“枸杞，补肾生精，养肝，明目安神，令人长寿。”枸杞的产区主要在西北，宁夏中宁的枸杞最为著名，另外甘肃、青海等地的枸杞品质也很高。

枸杞功效

枸杞全身都是宝，枸杞子富含枸杞蛋白多糖、维生素C、磷、铁等多种营养成分，能补虚生精，用来入药或泡茶、泡酒、炖汤，如能经常饮用，便可强身健体。枸杞的叶、花、根也是上等的美食补品。枸杞果皮中富含的有效成分之一——枸杞多糖（LBP）对骨髓造血功能和各项细胞免疫指标有明显的增强作用，能明显提高机体血液、肝和肌组织的超氧化歧化酶（SOD）的活性含量，从而有利于活性氧的清除，延缓衰老和抗疲劳；增加抗体形成细胞的数量，提高抗体效果。

枸杞是名贵的药材和滋补品，能够养肝明目安神、防癌、抗癌、养颜、抗衰、令人长寿，提高人体免疫力。

枸杞子味甘、性平，具有滋阴补血，益精明目等作用。中医常用于治疗因肝肾阴虚或精血不足而引起的头昏、目眩腰膝酸软、阳痿早泄、遗精、白带过多及糖尿病等症。

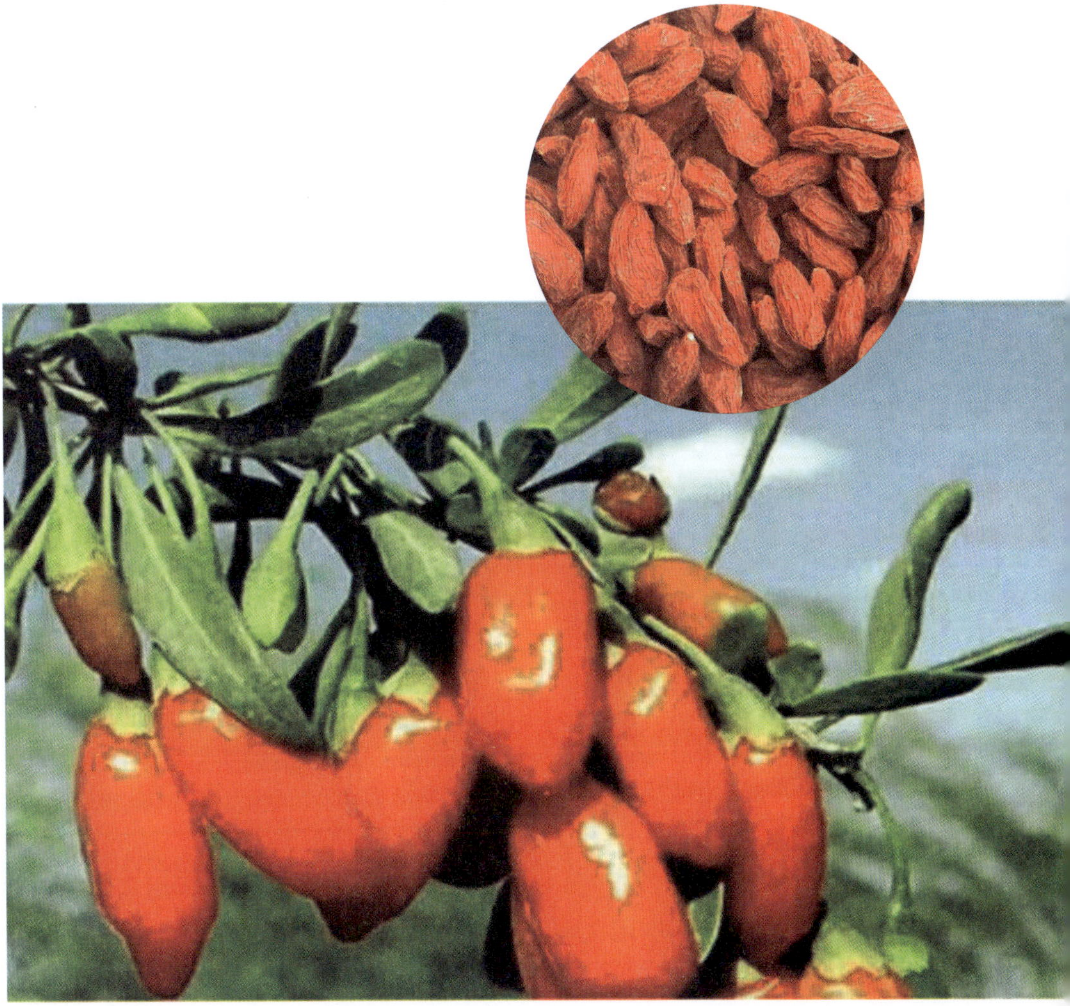

如何挑选购买枸杞

如果都是正规的枸杞，那也会因产地与加工方法的不同，质量出现高低之分。一般特级品种的枸杞颜色呈暗紫红色而且均匀，没有黑头；质量差的枸杞颜色红得很不均匀，而且有很多黑头。

宁夏枸杞是甘甜的，吃起来特别甜，但是吃完后嗓子里有一丝苦味；而内蒙古、新疆等地的枸杞甜得有些腻，白矾泡过的枸杞咀嚼起来会有白矾的苦味，至于打过硫黄的枸杞，味道呈现酸、涩、苦感。

建议到正规的店家购买，或者到产地购买。

黄耆红枣枸杞广谱养生汤

材料

黄耆15g、红枣12g、枸杞12g、西洋参2片、当归2片。

做法

所有材料洗净加水1000mL入锅合煮，火煮沸，小火再煮20min，滤渣当茶饮。

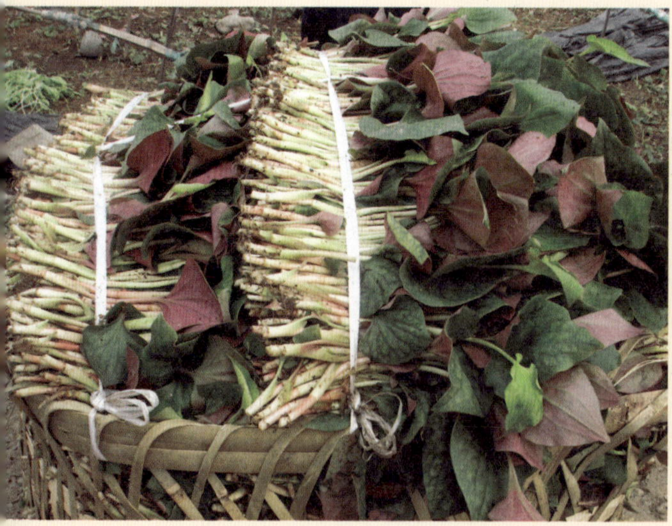

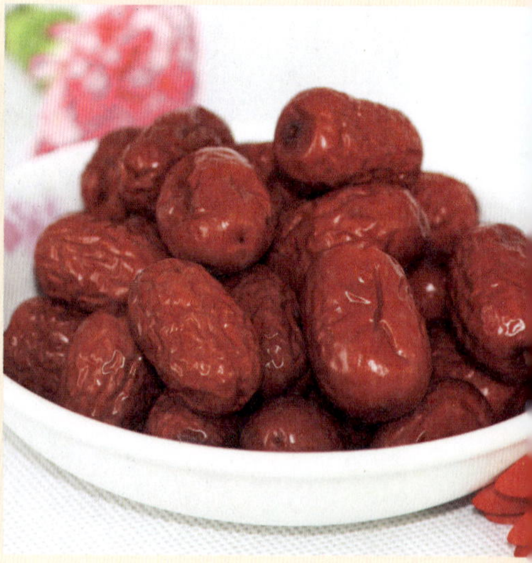

第二节 “医疗+食疗”=最佳疗法

自古以来，“医食同源”，说明“医疗+食疗”有多么重要，也是最佳疗法。

没病时，最好的药物就是食物，根据自身的体质，根据食物的属性选择适合自己的食物防病养身。最好能够量身定制一套适合自己的饮食计划来进行。

有了病，也不用害怕，病能来，就能去。一方面要及时找医生治疗，另一方面要同时改正错误的生活与饮食，根据病情和自身的体质情况量身定制适合自己的饮食计划去执行，疾病才会快快消除，疾病才能连根拔除。

病人的身体想要得到快速和彻底地康复，一方面需要积极运用先进的医疗手段和方法进行有效的控制和治疗，另一方面还需在饮食营养上做足功课，双管齐下。必须把一日三餐做好，吃对食物，吃足营养，给身体提供足够的正向量，这样，病体才会快速逆转，恢复到昔日健康的状态。

第三节　癌症住院病人食养核心

要严格忌口

勿吃炸、煎、熏、烤、爆香等油脂经过高温的食物

忌口的理由：因油脂经过高温后，会变成“反式脂肪”，反式脂肪的缺点是不易被身体消化吸收，会造成血中脂肪堆积，形成胆固醇高、三酸甘油酯高，血液变得黏稠，不易携带氧气，血液循环变差，导致胸闷、疲倦、细胞病变、身体酸痛……自愈力低落，病情难以逆转康复。

应变的方案：要改成安全的烹调方式——“蒸、煮、炖”。

只有把厨房的烹调方式全部改成“蒸、煮、炖”体内血液才会净化，“血稠”改善成“血清”，气血循环加快，病痛才能缓解，肿瘤便被血中富含的氧所控制，所有异常组织都是“厌氧性”，只要朝向血清带氧，饮食清淡加上晨间身体锻炼，肿瘤就会被抑制成长，逐渐萎缩。

勿吃荤食，尽量全素半年

忌荤的理由：通常病人的体质都是呈不健康的酸性体质，若要自愈力逐日增强，便要在6 个月内完全停掉酸性的荤食，要透过大量的碱性食物，如蔬菜、芽菜、水果、海藻、菇菌等，才能迅速改善容易生病的酸性体质。

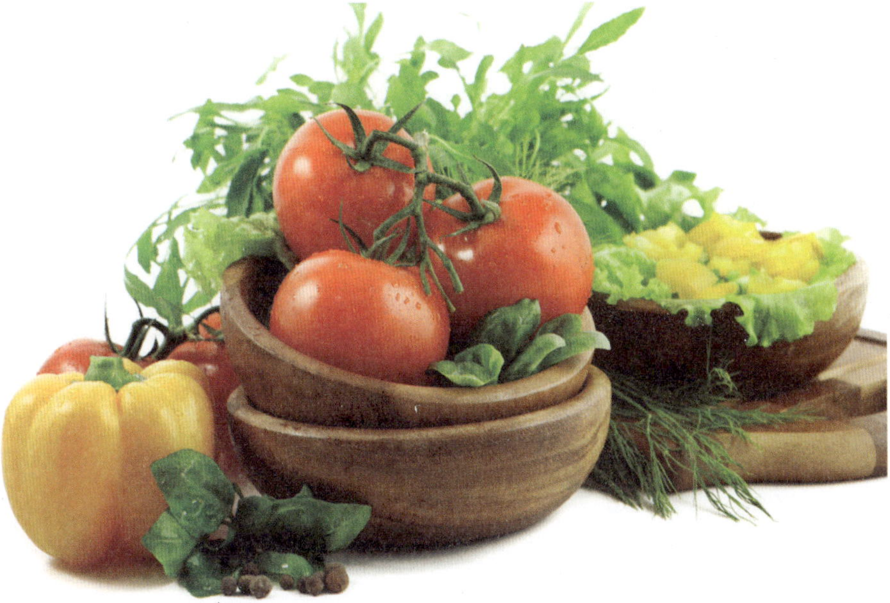

饮食要清淡，少油、少盐、严格禁糖

清淡的理由：太油会造成高血脂、血液黏稠、气血循环不良，容易导致水肿，对肾脏造成负担；吃糖造成血糖升高，必然会助长肿瘤，因所有异常组织都会因高血糖的滋养而迅速长大。

油盐的选择：建议采用“亚麻籽油”或“橄榄油”，“亚麻籽油”富含“亚麻仁油醇”，有助于净化血液、降血脂，“橄榄油”含有丰富的不饱和脂肪醇，有助于维持血液、动脉和神经的健康；盐最好选用海盐，可让身体摄取多元化的微量元素（如：钙、镁、钾、钠、铁等），有助于激活自愈力。

生食的比例要高，确保身体得到足够的酵素和维生素C与B

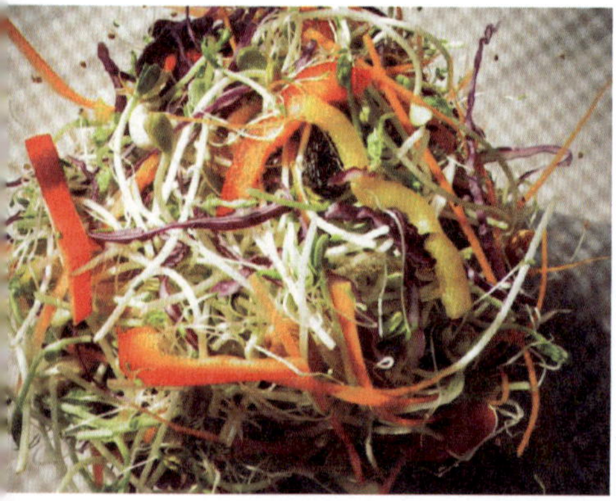

生食比例要高的理由：人体所有生理现象，都是一连串非常复杂的化学变化，必须用“酵素”当作“催化剂”般，促进新陈代谢，让生命得以延续，更需要维生素C与B来增强免疫力，提高内脏机能，而酵素与维生素C、B会受高温所破坏，故只有生食才能保留酵素与维生素C与B，若要食疗效果短期见效，生食的比例就必须提高。

生食包括哪些

生食包括水果、餐前生食、果蔬汁。

（1）水果。最好一天至少吃两次，两餐间为宜，如上午11：00、下午17：00，每次要吃200~250g。

（2）餐前生食。三餐的餐前应吃一盘生菜沙拉，或生吃西红柿1个，或生吃小黄瓜1根……

（3）果蔬汁。果蔬汁要现榨现喝，要喝在两餐之间，一次喝200~300mL，病情轻微者一天喝一次，病情严重者，一天喝2~4 次。

说明：若白细胞（白细胞）未达标准值，白细胞太少时容易导致细菌感染，此时就不可吃生食，以免因生食中藏有细菌，造成细菌感染而发烧，反而对病情不利。

若白细胞过低，贫血严重时应如何食疗

此时就要遵照医生的指示，可适量进食鱼、鸡、猪肉等，在医院的疗程中，为了快速提升白细胞，增强免疫力，可吃一点荤食，但要避免炸、煎、熏、烤，要改成蒸、煮、炖，譬如可以蒸鱼、煮鱼、不可炸鱼、煎鱼，以免油脂经高温变质，形成血液黏稠，阻碍病体的康复。

三餐的营养要均衡完整，要按“全餐表”来烹煮

“强大的自愈力”，根源于“健康的血液”，“健康的血液”则根源于“营养完整的三餐”，故三餐的营养结构十分重要，一定要按“全餐表”来落实，主食应该吃“五谷杂粮饭”，副食要吃5 种蔬菜（利尿、通便、补血、除病抗癌、增补气），还要加上“菇菌类”与“大豆制品”，只要三餐餐前先吃一盘生菜沙拉，再加上全餐的完整摄取，身体的自愈力就会被启动，肿瘤就会逐渐被消灭。

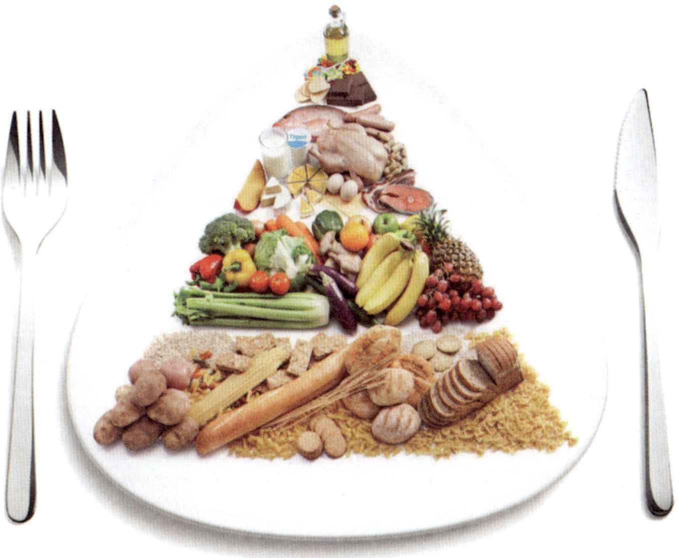

第四节　预防癌症复发及转移饮食建议

当癌症病人通过治疗（手术、放疗、化疗、中医疗法、自然疗法等）病情得到控制后，需要进行6 个月的饮食调养恢复身体，巩固治疗成果，预防复发和转移。

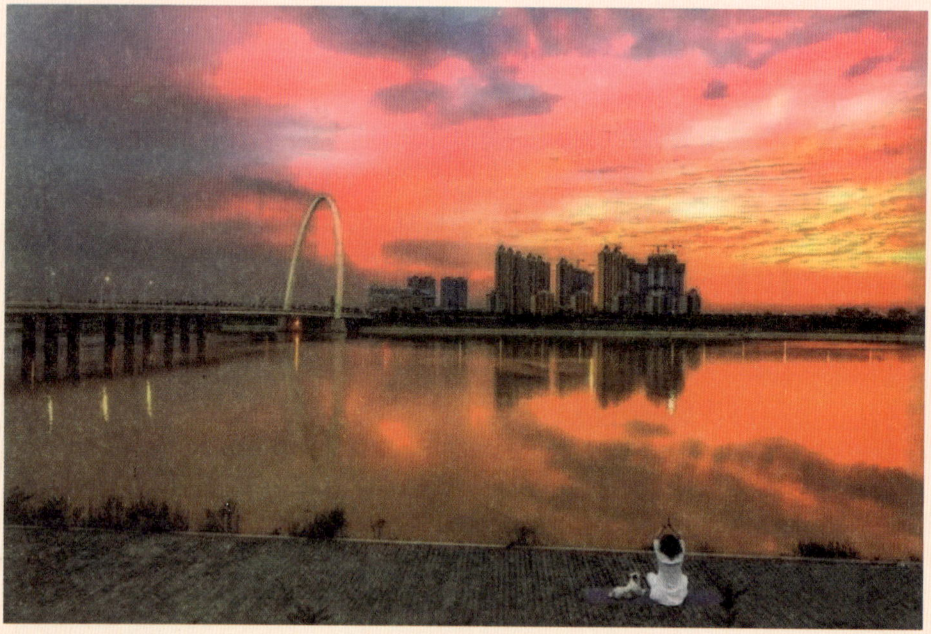

6个月后进入防癌保养疗法

（1）大量吃新鲜的水果、蔬菜、芽苗菜。选择天然有机的最好。多吃生拌菜和新鲜果蔬芽菜，大量摄取酵素，提高身体代谢能力，并且补充各种维生素和营养物质。

（2）多吃五谷杂粮、坚果类、谷类食物。粗粮食物都含有丰富的钙、镁、硒等微量元素和多种维生素，微量元素是一种防病抗癌物质，可以帮助提升新陈代谢，有助于排泄体内的废物与毒素。建议主食以粗粮为主，少吃白米细面。

（3）补充足够蛋白质。补充植物蛋白最好，如黄豆，豆腐以及其他豆类以及豆制品。

（4）多吃高纤维食物，如根茎类，全谷类等。多摄取植物性纤维以协助患者排出宿便，避免体内毒素累积。

（5）增加抗癌食物的摄取量。十字花科类(如高丽菜、大白菜、花椰菜，萝卜等)、菌菇类（香菇、蘑菇、黑木耳等）。

多吃不仅能防癌抗癌，也可抑制肿瘤转移的概率。

（6）补充身体所需的功能性食品.除了饮食外，病人也必须保持乐观及正面态度，保持身心的愉快，充足睡眠，均衡饮食，这些都是非常重要的。

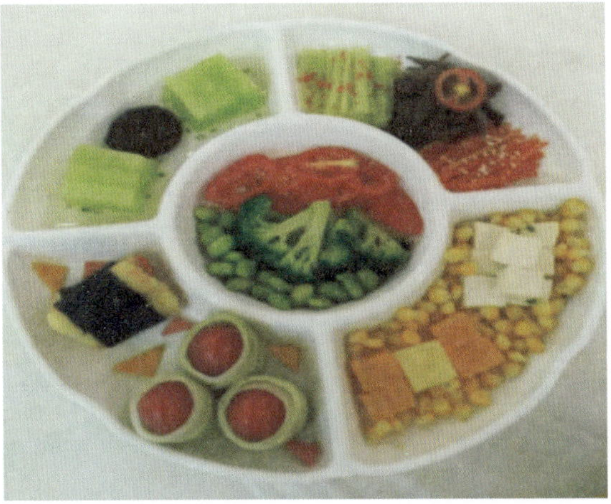

医学治疗后，加上改正不良的生活习惯及饮食，大力提高身体免疫力，癌症就难以转移和复发，痊愈也变得有可能。

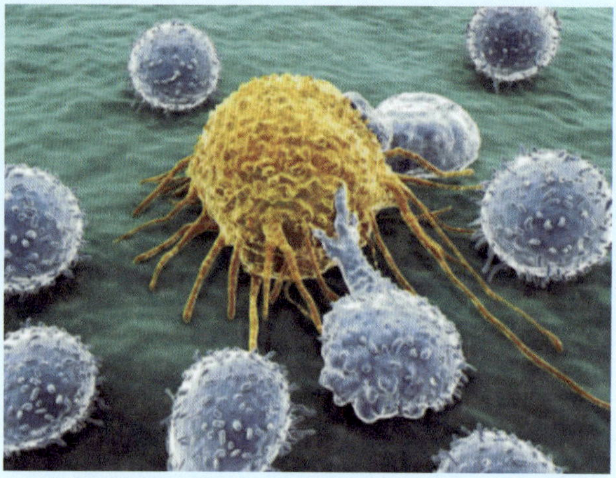

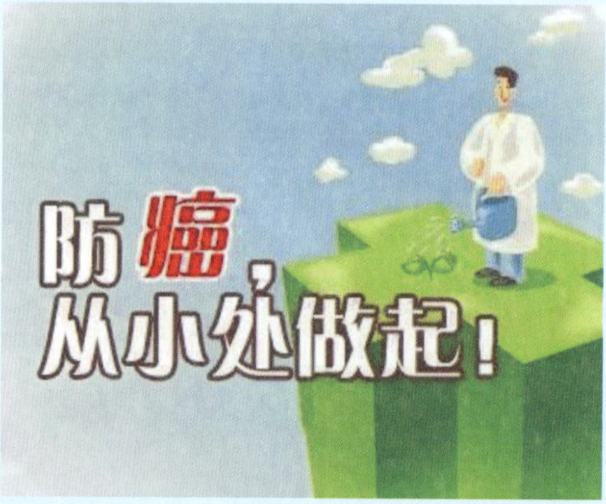

医学界虽不能证实癌症与饮食有关，但目前已确定不健康饮食是病源的最大元凶之一。

此时应该采取素多荤少的饮食方式，若能全素半年更好。

第7章 癌症病人三餐对症食谱

第一节 癌症病人的饮食原则

- 避食炸、煎、熏、烤、烘焙食物

烹煮的方式尽量以蒸、煮为主，因为脂肪经过高温后，往往会变质，不易消化吸收，导致血脂肪升高，血液变黏稠缺氧。

- 忌食甜性食品及饮料，并严格禁糖
- 忌食煎、炸、烤、烙等燥热易上火的食物
- 忌食油腻的动物性食品
- 忌食任何加工食品，如罐头、久腌泡菜、臭豆腐、蜜饯、罐装果汁等
- 少吃辛辣、刺激性食品，如辣椒、姜、胡椒、芥末、沙茶酱等
- 最好选购有机蔬菜，芽菜比较安全。
- 不宜吃过甜的水果，如甘蔗、释迦、荔枝、龙眼、榴梿、香蕉
- 少油、少盐、严格禁糖用好水

小贴士

- 把白米细面改为五谷杂粮。

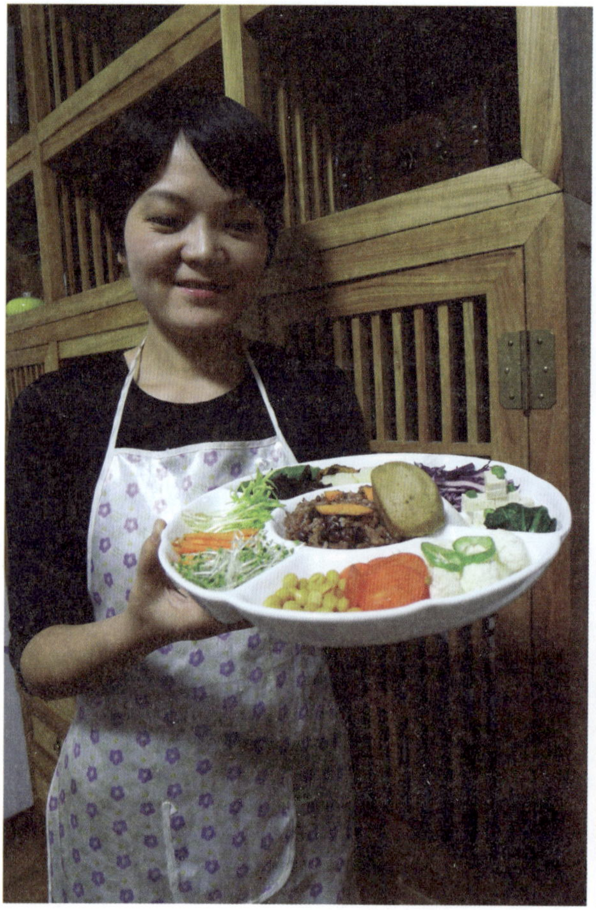
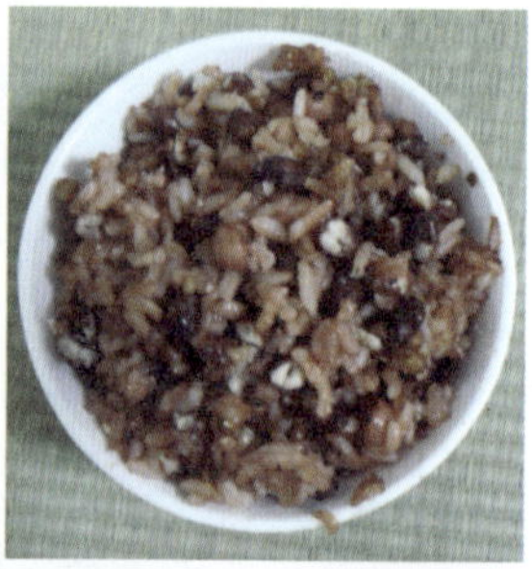
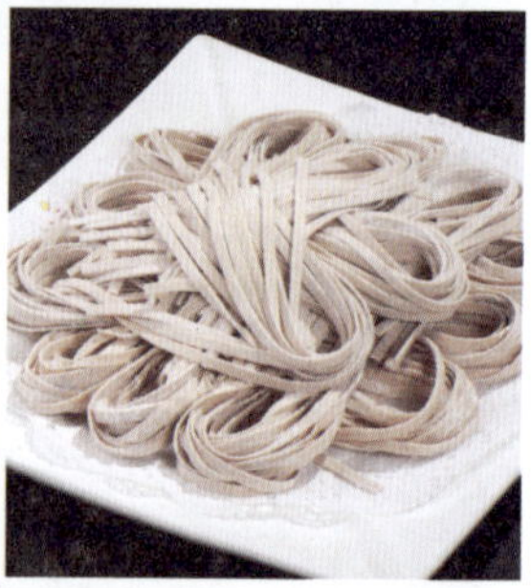
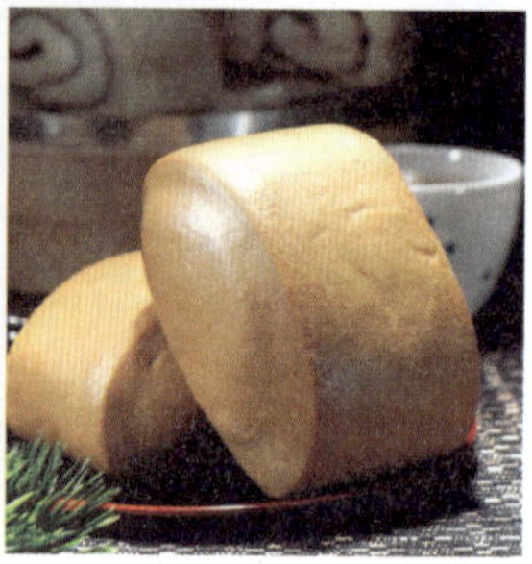

小技巧

做面食（面条、馒头等）可以加一些其他杂粮粉，如荞面、莜面等杂粮或豆类粉，既可以保持口感又可以增加杂粮的摄入。

癌症患者和饮食要领

宜喝小麦草原汁或麦绿素。每日早、午、晚30~50mL，一天喝三次。

宜喝精力汤：每日至少吃一次精力汤（300~500mL）。

宜常吃全谷类的五谷杂粮。

宜多吃新鲜的蔬菜水果或多喝现榨的新鲜果汁。

宜多吃新鲜的芽菜、特别是苜蓿芽，西兰花芽其他芽菜也应轮流交替吃。

饮用抗氧化水。抗氧化水可抑制体内癌因子“自由基”生成，并改变酸性体质。

常运动深呼吸。每日清晨到绿地公园做运动，并呼吸大量氧气，提高血液含氧量，有效抑制肿瘤成长。最好能在绿荫下进行“吸吸呼”鼻子连续吸两次，只吸不吐，然后用嘴慢慢吐气，至少做30min。

癌症患者的红绿灯食物分类

红灯食物

这类食物可能含有过量的糖、油脂、盐分或是加工复杂，不利于癌症患者，以红灯表示禁止，平时应尽量少吃，能忌口最好。

水果	甜度高的水果，如甘蔗、释迦、荔枝、龙眼、榴梿等
五谷	洋芋片、炸薯条、奶油蛋糕、甜甜圈、小西点、炸谷片零食等
饮料	汽水、可乐、加糖果汁、各种含糖饮料、酒等
肉类	肥肉、火腿、腊肉、香肠、咸鱼、培根、炸鸡、炸猪排、肉罐头、肉松等
鱼类	炸鱼、鱼罐头、鱼松、各种鱼类加工食品等
其他	油脂高的调味酱、沙拉酱、辣椒酱、沙茶酱、辣油、芝麻酱、麻油、花生酱、蛋黄酱等 全脂奶品、久腌泡菜、皮蛋、咸蛋、泡面、香烟、浓咖啡等 辛辣、刺激性食品，如辣椒、胡椒、芥末、咖喱等 各种油炸、油煎及烧烤、烘焙的燥热性食物，如油条、臭豆腐、烧饼

黄灯食物

这类食物所含的成分，同样不利于癌症的复健，以黄灯表示警告，平时应限量，不可多吃，最好是吃吃停停。

奶类	新鲜牛奶、羊奶
蛋	荷包蛋、炒蛋、蒸蛋等
水果	罐装天然果汁、无不良添加物的水果罐头
五谷	五谷粉、饼干

绿灯食物

这类食物所含的营养成分，有助于癌症的复健，适宜经常食用，但亦不可过量。

奶类	不加糖、无添加物的酸乳酪（用新鲜牛奶、羊奶等制作也可以）
菜类	高丽菜、大白菜、小白菜、白萝卜、大头菜、白花椰菜、青花菜、结球白菜、芥蓝菜各种芽菜、芹菜、菠菜、苋菜、芥菜、空心菜、金针菜、青椒、竹笋、牛蒡、南瓜、马铃薯、裙带菜、海带、香菇、胡萝卜、蘑菇、木耳、荸荠、龙须菜、大蒜、洋葱、茄子、芦笋等
水果	各种含糖低的水果，如番石榴、番茄、柠檬、香吉士、柳橙、火龙果、柑橘、苹果、木瓜、奇异果、葡萄柚等
五谷	五谷、糙米、薏仁、芡实、高粱、小米、乔麦、燕麦、小麦、大麦、黑糯米、胚芽米、菱角、莲子等
饮料	不加糖的抗癌饮料（如牧草汁、抗癌蔬菜汤、糙米茶等自己烹煮调理的饮料）
其他	三宝粉（大豆卵磷脂、小麦胚芽、啤酒酵母）、麦绿素、绿茶、螺旋藻、巴西蘑菇、小麦草、牧草、明日叶、南瓜子、葵花子、松子、腰果、杏仁、蜂胶、鱼油、芦荟、小金英、橄榄油等

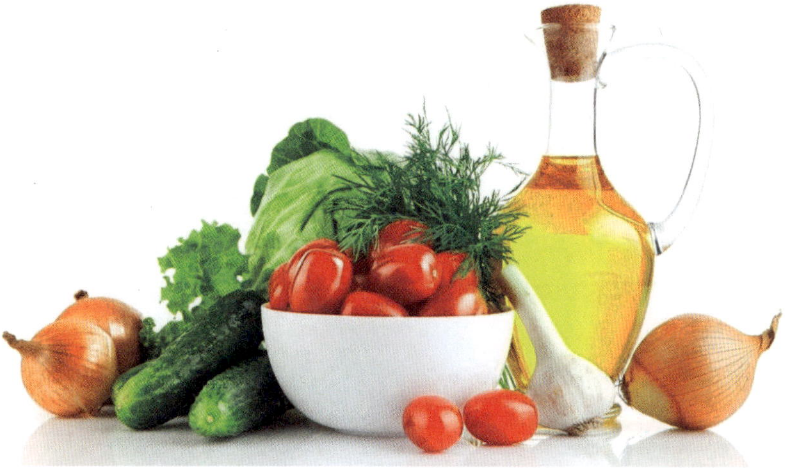

第二节　癌症病人三餐对症食谱举例

请依照下表自由搭配

对症主食（早餐）

- 五谷奶　- 什锦全麦面线　- 糙米奶　- 五谷米什锦菜粥

对症主食（午、晚餐）

- 五谷米什锦菜粥　- 五谷米什锦菜饭　- 什锦全麦干面
- 什锦全麦面条　- 糙米什锦菜饭　- 黄豆糙米菜饭

对症副食（生食——生菜沙拉）

- 总汇生菜沙拉　- 苜蓿芽生菜沙拉

对症副食（生食——精力汤）

- 抗癌精力汤　- 小金英精力汤

对症副食（生食——凉拌菜）

- 白萝卜泡菜　- 百香果什锦泡菜

对症副食（熟食）

- 蔬菜泥　- 海藻炒菇类　- 番茄烩什锦菜　- 蘑菇马铃薯羹

对症验方

- 麦苗粉　- 蓝藻

对症菜汤

- 瓜类汤　- 海藻菇类汤

对症果菜汁

- 小金英苹果汁　- 五汁饮　- 净血蔬果汁

对症绿汁

- 小麦草原汁　- 小麦草柠檬汁　- 牧草柳橙汁　- 牧草原汁

对症饮料

- 小金英红枣茶　- 半枝莲白花蛇舌草茶　- 牧草高汤

对症水果

- 奇异果（猕猴桃）　- 番茄　- 蓄石榴

预防癌症食谱

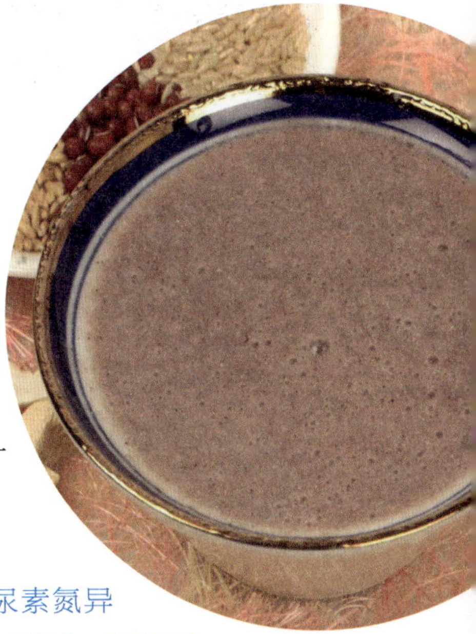

五谷奶

材料

五谷米80g、腰果（生鲜）5 粒。

做法

（1）将五谷米与腰果洗净加入沸水1000mL浸泡30min；

（2）将泡过的五谷米、腰果与水，用果汁机打成米浆，再用电锅蒸熟（约蒸煮15min）。

叮咛

（1）痛风、高尿酸血症、尿蛋白异常、尿素氮异常、肌酸酐异常、尿毒症、洗肾、肾功能不全、肾癌、胃酸过多忌食。

（2）可用松子20～30粒取代腰果。

（3）喝6天停1天。

什锦全麦面线

材料

全麦面线100g、豆腐皮（丝）50g、胡萝卜（丝）15g、香菇（干品）2 朵、高丽菜（丝）15g、青江菜50g、芹菜（末）15g、马铃薯（丁）50g、海带（丝）15g。

粗盐、橄榄油（可加天然调味料，如：素G 粉、蘑菇粉等）。

做法

（1）全麦面线煮熟，泡冷开水、沥干，青江菜洗净切段；

（2）香菇泡软、切丝，连同其他材料加水煮熟，并酌加调料调味；

（3）再将已熟的菜料与面线混合拌匀，即可进食。

叮咛

吃6天停1天

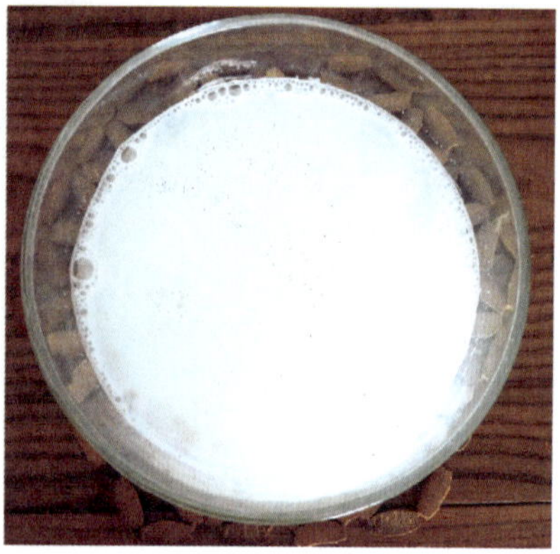

糙米奶

材料

糙米80g、松子20～30粒。

做法

糙米洗净，连同松子加水800mL浸泡4h，用果汁机拌匀，再以电锅蒸煮（约15min）至熟即可。

叮咛

吃6天停1天。

五谷米什锦菜饭

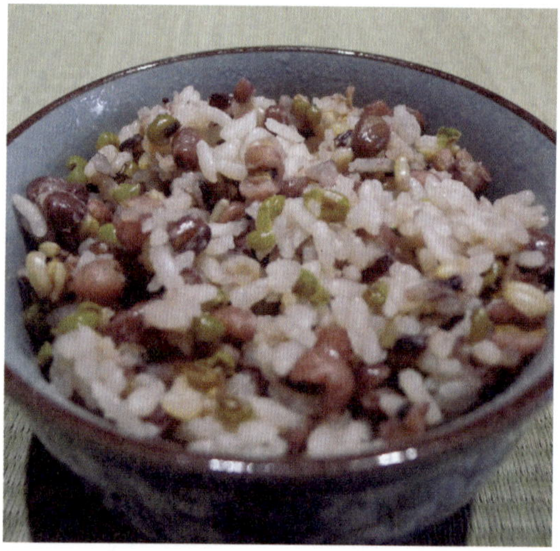

材料

五谷米150g、胡萝卜（丁）、高丽菜（丝）、马铃薯（丁）、芋头（丁）、毛豆、豌豆、香菇（丝）、芹菜（末）、玉米粒、青椒（丁）、海带（丝）等适量。

做法

（1）先将五谷米洗净加水180mL泡4h，然后用电锅煮熟！

（2）其余菜煮熟调味，最后将饭与菜二者拌匀，即可进食。

叮咛

（1）痛风、高尿酸血症、尿蛋白异常、尿素氮异常、肌酸酐异常、尿毒症、洗肾、肾功能不全、肾癌、胃胀、胃肠溃疡、消化不良忌食。

（2）过敏者要将芋头省略。

（3）吃6天停1天。

黄豆糙米菜饭

材料

黄豆50g、糙米150g、胡萝卜（丁）10g、芋头（丁）10g、马铃薯（丁）20g、凤梨（丁）30g、豌豆15g、毛豆15g、青椒（丁）30g、香菜20g、豆皮（丝）30g、香菇（干品）5朵、小芹菜（末）20g、萝卜干（丁）20g、金针菜（干品）10朵、高丽菜（丝）30g、玉米粒10g、海带（丝）15g。

调味料

橄榄油10mL粗盐3~5g、素G粉适量。

做法

（1）黄豆、糙米洗净，加水200~220mL泡水6h，用电锅煮至熟烂；

（2）胡萝卜（丁）、芋头（丁）、马铃薯（丁）、豌豆、毛豆先用电锅蒸5~10min；

（3）香菇泡软切丝；金针菜泡水20min后，再以滚水氽烫1min、沥干；

（4）锅中入橄榄油烧热，放入其余材料（除凤梨及香菜、小芹菜末外），并酌加调味料煮熟；

（5）续入黄豆糙米饭，拌成炒饭，起锅前加入凤梨（丁）与香菜、芹菜（末）略加搅拌，即可食用。

叮咛

（1）尿蛋白异常、尿素氮异常、肌酸酐异常、尿毒症、洗肾、肾功能不全、肾癌、尿酸高、痛风、乳癌、卵巢癌、子宫肌瘤、忌食。

（2）吃3天停1天。

生菜沙拉

材料

苜蓿芽35g、紫色高丽菜10g、胡萝卜（丝）10g、凉薯40g、豌豆苗20g、青椒10g，黄、红、橘色甜椒各10g、凤梨（丁）20g。

调味料

番茄酱、南瓜酱。

做法

（1）凉薯洗净、去皮，用花刀切小段；

（2）将紫色高丽菜、青椒、甜椒切碎；

（3）将胡萝卜洗净，经臭氧机处理20min后切细丝。

（4）将所有材料平铺在盘上，淋上番茄酱或南瓜酱即可食用。

番茄酱

番茄250g洗后，用盐水泡3min，再用冷开水仔细冲洗后切块，松子30粒洗净，泡沸水20min，使其软化。将番茄与松子放入果汁机中，充分拌匀，即成番茄酱。

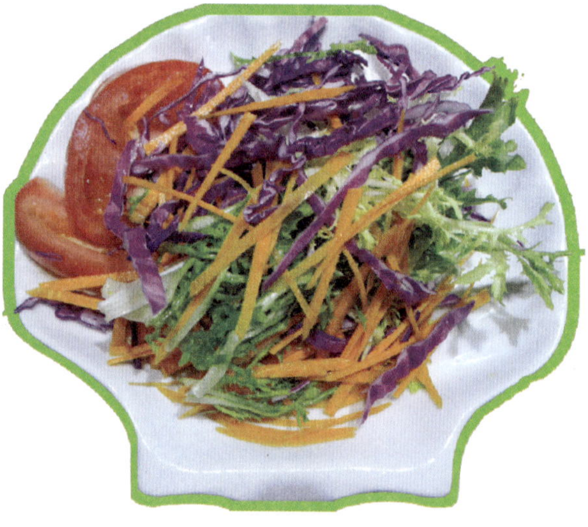

南瓜酱

南瓜200g洗净，去皮去籽切小块入电锅蒸熟。将蒸熟的南瓜放入碗内，加入适量冷开水，用打蛋器搅拌均匀，即成南瓜酱。

叮咛

（1）尿蛋白异常、尿素氮异常、肌酸酐异常、尿毒症、洗肾、肾功能不全、肾癌、胃肠溃疡、胃痛忌食。

（2）喝6天停1天。

白萝卜泡菜

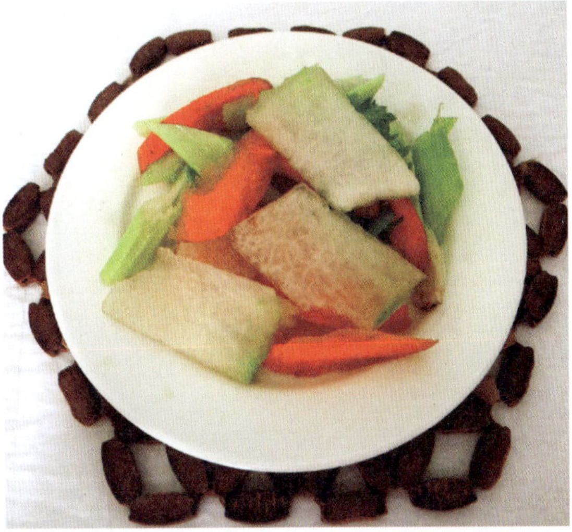

材料

有机白萝卜1个、生姜4片、小黄瓜1条。

调味料

水果醋1汤匙。

做法

所有材料洗净切薄片，以粗盐腌制2h，再以冷开水洗去盐后，加入水果醋拌匀，放入冰箱冷藏半天，即可食用。

苜蓿芽生菜沙拉

材料

苜蓿芽150g、番茄80g、凤梨80g、奇异果1个、三宝粉（小麦胚芽、大豆卵磷脂、啤酒酵母）各5g、优酸乳200mL。

做法

（1）番茄洗净去蒂切薄片，凤梨、奇异果均去皮切薄片。三宝粉与优酸乳拌匀成蘸酱；

（2）苜蓿芽洗净，铺放下层，将水果薄片做成拼盘，铺于苜蓿芽上层，蘸酱即可食用。

叮咛

（1）尿蛋白异常、尿素氮异常、肌酸酐异常、尿毒症、洗肾、肾功能不全、肾癌等忌食。

（2）可以用其他的芽菜取代苜蓿芽。

（3）吃6天停1天。

百香果什锦泡菜

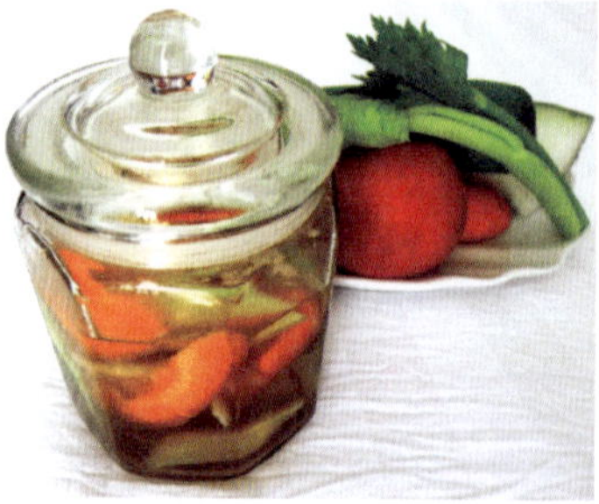

材料

甜椒四色（红、橙、黄、绿）各1个、白萝卜1根（约200g）、生姜1小块、百香果5个、水果醋30mL、柠檬1个。

做法

（1）玻璃罐先用沸水烫过，并沥干水分；

（2）甜椒洗净去籽切成长条，白萝卜洗净连皮切薄片，生姜洗净切薄片，百香果洗净切开挖出果肉，柠檬去皮榨出原汁；

（3）所有材料放入玻璃罐中，酌加水果醋与海盐，充分拌匀，加盖密封放冰箱8h即可取食，当作三餐的配菜。

叮咛

若非癌症与糖尿病者，可加褐色冰糖，泡菜会更可口。

喝6天停1天。

抗癌精力汤

材料

苜蓿芽80g、绿色叶菜（可选2~3种）约150g、海带芽（干品）0.5g、腰果3 粒、松子10 粒、胡萝1/2根、苹果1个、三宝粉（大豆卵磷脂、小麦胚芽、啤酒酵母）各5g。

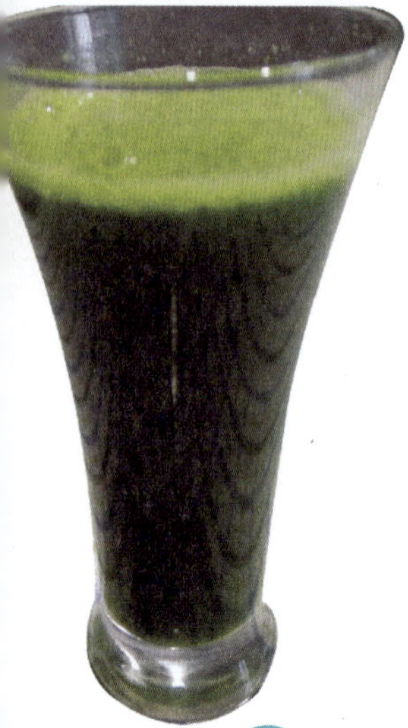

做法

（1）胡萝卜先榨出原汁（约200~300mL），苹果削皮切丁；

（2）海带芽与腰果、松子，用沸水浸泡20min；胡萝卜汁倒入果汁机，加上泡软的海带芽与腰果、松子，先搅拌1min；

（3）绿色叶菜、苹果（丁）、苜蓿芽及三宝一起倒入果汁机，然后充分拌匀，便可趁鲜饮用。

叮咛

若体质偏寒者，可添加姜汁5~10mL或黑芝麻粉1 匙（3g），便不必担心精力汤太寒凉。

喝6天停1天。

小金英精力汤

材料

小金英（生叶）30g、凤梨100g、香蕉1根。（小金英指小叶的蒲公英）。

做法

（1）凤梨、香蕉去皮切丁，小金英（生叶）洗净；

（2）所有的材料酌加冷开水200mL，放入果汁机拌匀，要即刻饮用。

叮咛

（1）尿蛋白异常、尿素氮异常、肌酸酐异常、尿毒症、洗肾、肾功能不全、肾癌等忌食。

（2）小金英（生叶）的用量，不可超过30g。

（3）小金英精力汤，虽然味苦，但对妇科肿瘤特别有效。

（4）喝3天停1天。

蔬菜泥

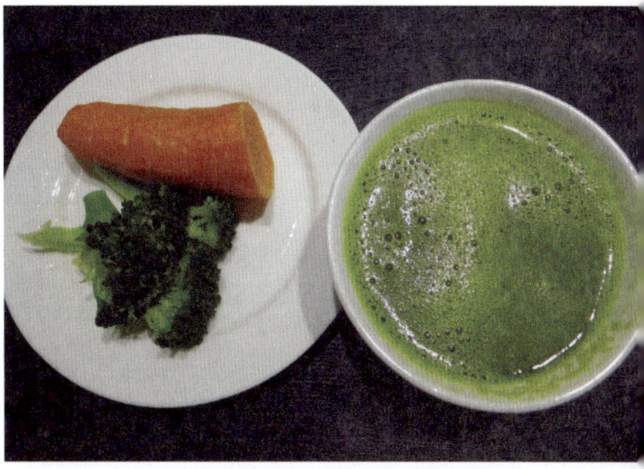

材料

胡萝卜50g、绿花椰菜2小株、小白菜2叶、芦笋3条，生姜2片。

做法

（1）材料洗净，胡萝卜去皮、切块，绿花椰菜切小朵，芦笋、小白菜切段；

（2）所有材料人锅加1250mL水合煮，滚后小火续煮20min。待凉，再倒入果汁机中，搅成泥状，吃时一定要先加热。

叮咛

尿蛋白异常、尿素氮异常、肌酸酐异常、尿毒症、洗肾、肾功能不全、肾癌、尿酸高、痛风者忌食。

吃6天停1天。

海藻炒菇类

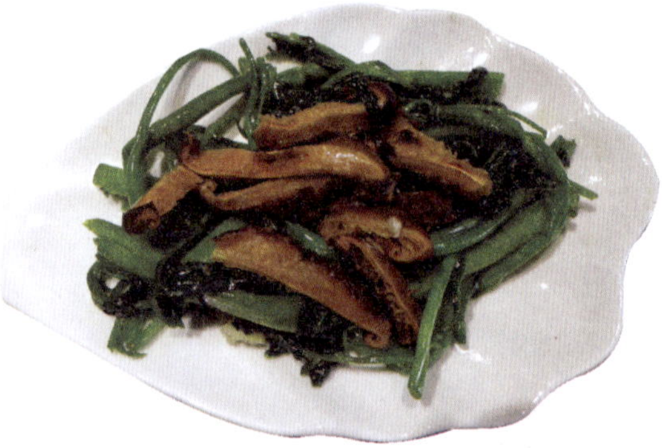

材料

海带丝、裙带菜、海带嫩芽、香菇、洋菇、金针菇。

调味料

生姜、小芹菜（末）、橄榄油、粗盐。

做法

所有材料洗净、切丝或切片，下锅后酌加橄榄油、粗盐、快火炒熟，最后才加入小芹菜（末），拌匀后即可起锅，宜趁热吃。

叮咛

吃6天停1天。

番茄烩什锦菜

材料

黑木耳2 朵、红甜椒（丝）与青椒（丝）共15g、豆腐皮150g、番茄1个、地瓜粉20g。

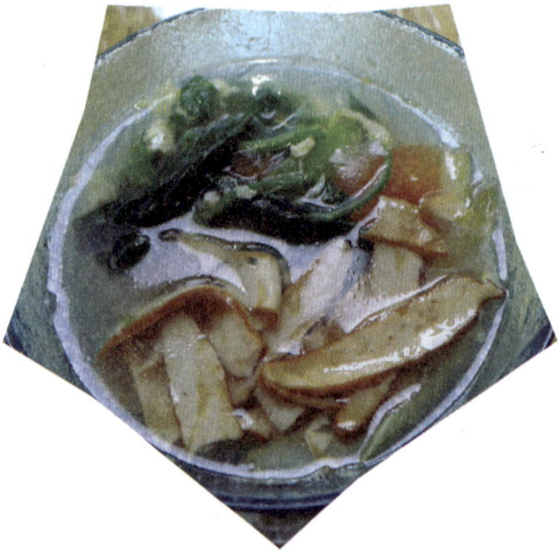

做法

（1）将木耳泡软切丝，豆腐皮切细条；

（2）番茄洗净切碎加水100mL打成酱；

（3）所有材料入锅加橄榄油、粗盐煮熟；

（4）地瓜粉调冷水倒入勾芡，即可趁热食用。

叮咛

吃6天停1天。

薏仁绿豆汤

材料

绿豆50g、薏仁150g。

做法

薏仁与绿豆洗净，用1 000mL水泡4h后，用电锅蒸煮至熟烂即可，宜趁热进食。

叮咛

（1）尿蛋白异常、尿素氮异常、肌酸酐异常、尿毒症、洗肾、肾功能不全、肾癌、尿酸高、痛风者忌食。

（2）吃6天停1天。

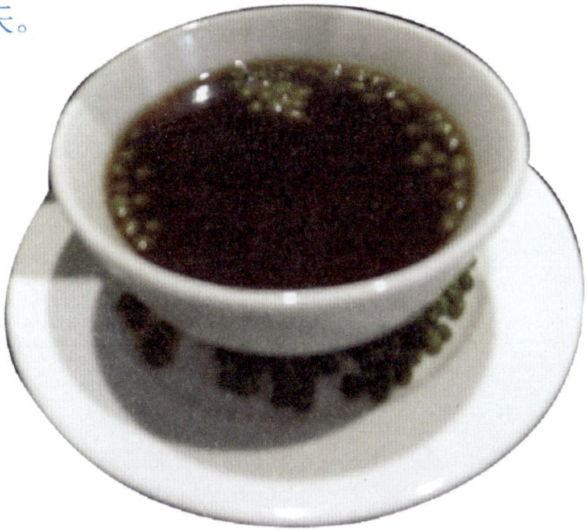

蘑菇马铃薯羹

材料

蘑菇50g、马铃薯1个、小芹菜2株。

做法

（1）马铃薯去皮切块，加水500mL，以果汁机搅拌成糊状；

（2）蘑菇洗净切片，小芹菜切末；

（3）所有材料酌加橄榄油、粗盐调味，入电锅蒸煮至熟，即可趁热食用。

叮咛

喝6天停1天。

瓜类汤

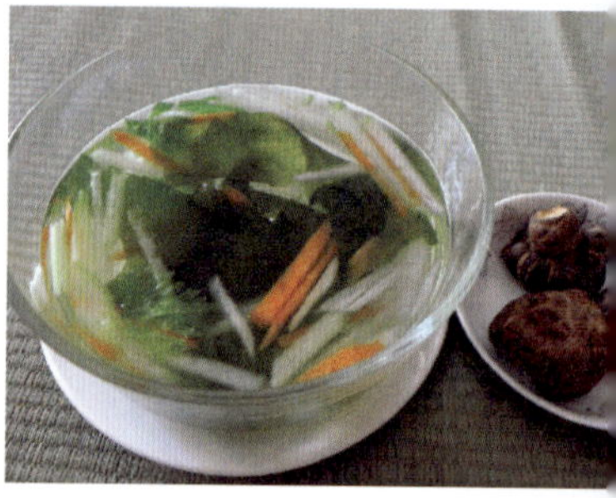

材料

冬瓜250g、芹菜（末）10g、胡萝卜（丝）15g、高丽菜（丝）15g、豆腐皮100g、香菇（干品）2朵、生姜2片。

调味料

橄榄油、粗盐、素G粉。

做法

（1）冬瓜洗净切片，香菇泡软切丝；

（2）除了芹菜外，把所有材料放入锅内，加750mL水大火煮滚后，转小火续煮至熟，起锅前加入调味料、芹菜末拌匀即可。

痛风、高尿酸血症、尿蛋白异常、尿素氮异常、肌酸酐异常、肾炎、水肿、尿毒症、洗肾、肾功能不全、肾癌等忌食。

喝6天停1天。

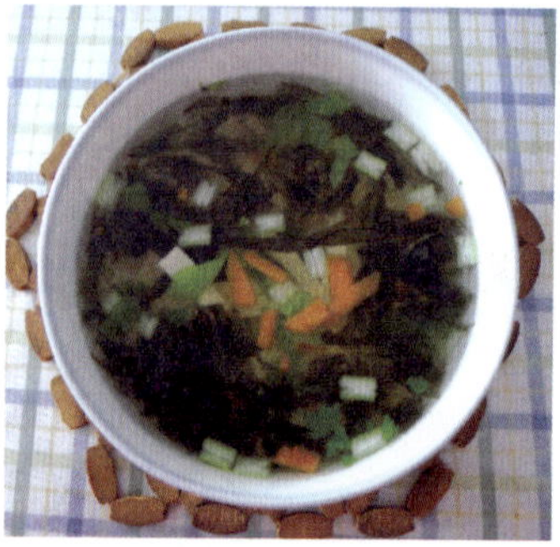

海藻菇类汤

材料

紫菜1大片、香菇（干品）2朵、豆腐皮100g、小芹菜（末）1株、生姜2片。

调味料

天然海盐、橄榄油、地瓜粉20g、素G粉少许。

做法

（1）紫菜洗净、泡软，香菇洗净、切丝，豆腐皮切丝，小芹菜切末。

（2）所有材料放入锅内，加500mL水合煮，滚后转小火续煮至熟，再用地瓜粉加100mL水调匀勾芡，酌加调味料调味，并洒上小芹菜（末），即可趁热进食。

叮咛

尿毒症、洗肾、肾功能不全、肾癌、肾结石、痛风、高尿酸血症、胃肠溃疡等忌食。吃6天停1天。

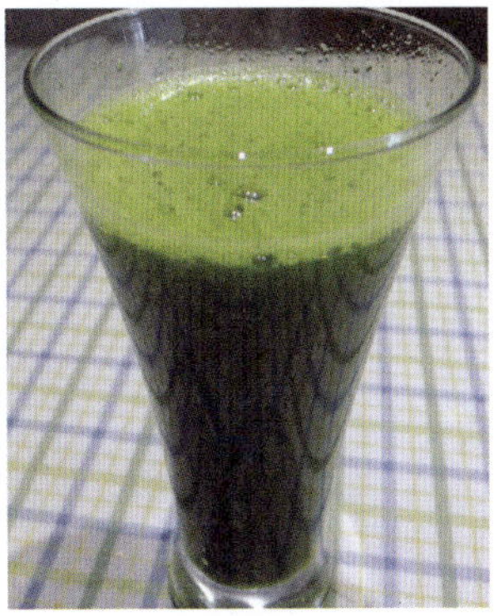

五汁饮

材料

苹果1个（约100g）、黄瓜1/4根（约150g）、苦瓜1/4根（约100g）、青椒1/2个（约50g）、西芹菜2片（约100g）。

做法

（1）苹果、黄瓜去皮切块，苦瓜、青椒、西芹洗净切块；

（2）所有的材料用分离式榨汁机榨出原汁，现榨现喝。

叮咛

（1）脾胃虚寒元气不足、尿蛋白异常、尿素氮异常、肌酸酐异常、尿毒症、洗肾、肾功能不全、肾癌、肾结石、尿道结石忌食。胃炎属虚寒症者，不宜多饮用。

（2）为避免吃到农药，尽量选购有机栽培的，并充分洗净，可连皮一起榨汁。

（3）喝3天停1天。

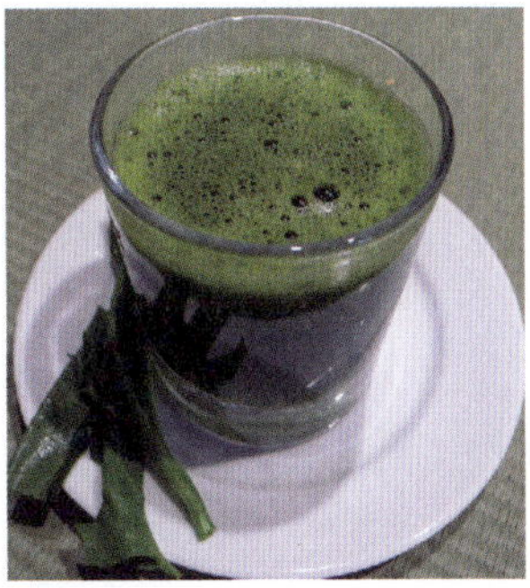

小金英苹果汁

材料

小金英（生叶）20g、苹果（大粒）1个。

做法

（1）小金英洗净、苹果去皮去核切丁。

（2）二者加冷开水150mL用果汁机充分拌匀，即可饮用。

叮咛

（1）血糖偏高、尿蛋白异常、尿素氮异常、肌酸酐异常、尿毒症、洗肾、肾功能不全、肾癌等忌食。

（2）小金英的用量，不可超过30g。

（3）喝3天停1天。

抗癌综合果汁

材料

有机柠檬坯粒、有机番茄（大粒）1个、有机苹果1个。

做法

（1）柠檬洗净、去皮，番茄、苹果洗净、切块；

（2）用分离式榨汁机榨出原汁，现榨现喝。

叮咛

（1）胃酸过多忌食。

（2）喝3天停1天。

净血蔬果汁

材料

胡萝卜1条（约250g）、西芹2片（约130g）、番茄1个、柠檬1个。

做法

（1）所有材料洗净，胡萝卜去皮切块，大番茄去蒂切块，西芹切段，柠檬去皮、对切；

（2）将胡萝卜、柠檬、芹菜与番茄，用分离式榨汁机榨出原汁，即可趁鲜饮用。

叮咛

尿蛋白异常、尿素氮异常、肌酸酐异常、尿毒症、洗肾、肾功能不全、肾癌、腹泻、下痢等忌食。有机的胡萝卜，可以连皮一起榨汁。喝3天停1天。

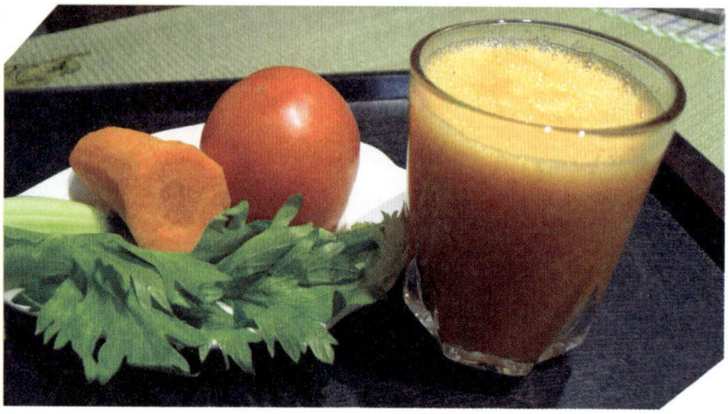

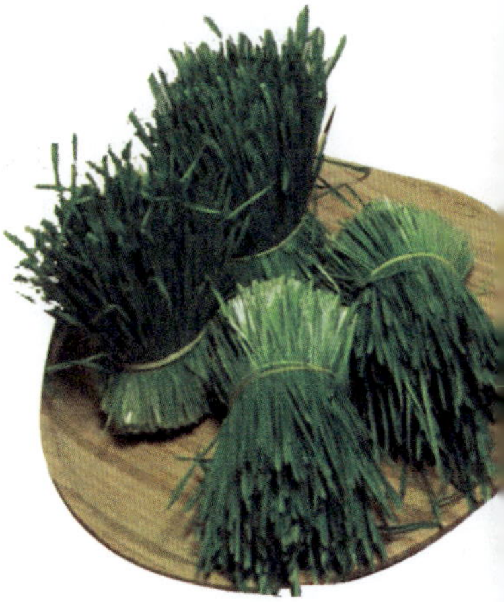

小麦草原汁

材料

小麦草70g。

做法

将小麦草洗净，沥干水分，用专用榨汁机榨出原汁，即可趁鲜饮用。

叮咛

（1）尿蛋白异常、尿素氮异常、肌酸酐异常、尿毒症、洗肾、肾功能不全、肾癌等忌食。

（2）小麦草不可超过50mL，否则容易引起反胃。

（3）喝3天停1天。

小麦草柠檬汁

材料

小麦草汁50mL、柠檬汁5～10mL。

做法

二者混合拌匀，立即饮用。

叮咛

（1）尿蛋白异常、尿素氮异常、肌酸酐异常、尿毒症、洗肾、肾功能不全、肾癌、胃肠溃疡、胃酸过多者忌食。

（2）加入柠檬汁的小麦草汁，饮后比较不会反胃。

（3）喝3天停1天。

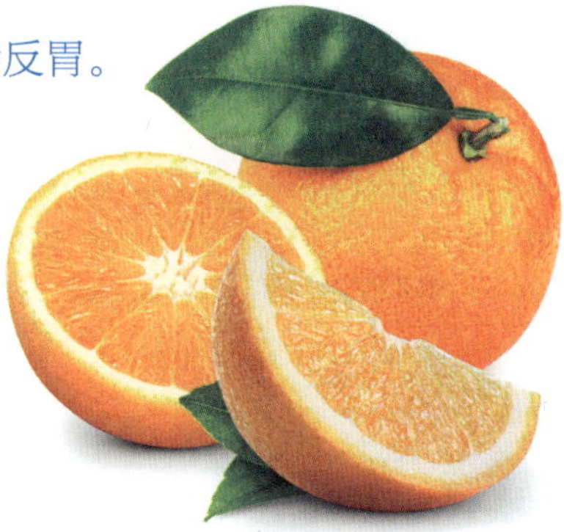

小麦草柳橙汁

材料

小麦草汁50mL柳橙原汁150mL。

做法

二者混合拌匀，立即饮用。

叮咛

（1）尿蛋白异常、尿素氮异常、肌酸酐异常、尿毒症、洗肾、肾功能不全、肾癌、胃肠溃疡、胃酸过多者忌食。

（2）喝小麦草柳橙汁反胃较少。

（3）喝3天停1天。

牧草原汁

材料

牧草（新鲜的根、茎、叶）200g。

做法

将牧草洗净沥干，以专用榨汁机榨出原汁，约1000mL，宜现榨现喝。

牧草若无专用榨汁机，可用强力果汁机将切碎的牧草加冷开水搅拌后，滤渣取汁。

叮咛

（1）尿蛋白异常、尿素氮异常、肌酸酐异常、肾炎、尿毒症、洗肾、肾功能不全、肾癌等忌食。

（2）喝3天停1天。

牧草柳橙汁

材料

新鲜牧草200g、柳橙2 个。

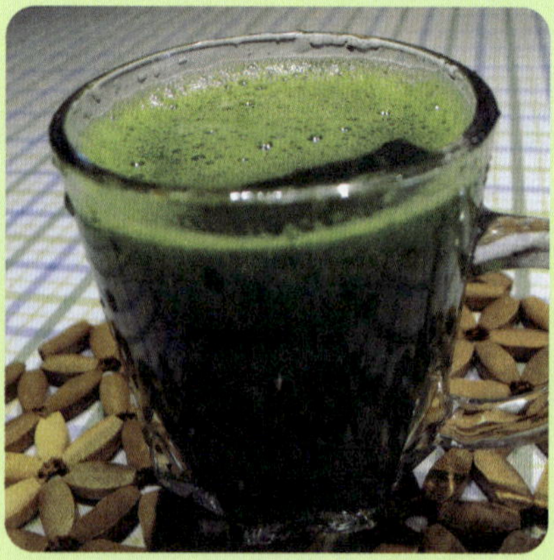

做法

（1）牧草洗净切碎，酌加200～300mL冷开水，以果汁机充分拌匀后，滤渣取汁；

（2）柳橙洗净去皮切块，以分离式榨汁机榨出原汁；

（3）二者混合拌匀，即刻饮用。

叮咛

喝3天停1天。

小金英红枣茶

材料

小金英（干品）75g、红枣15粒。

做法

（1）红枣洗净切开留核，小金英洗净，切碎；

（2）二者加水3000mL合煮，煮滚后转小火续煮20min，滤渣当茶饮。

叮咛

喝3天停1天。

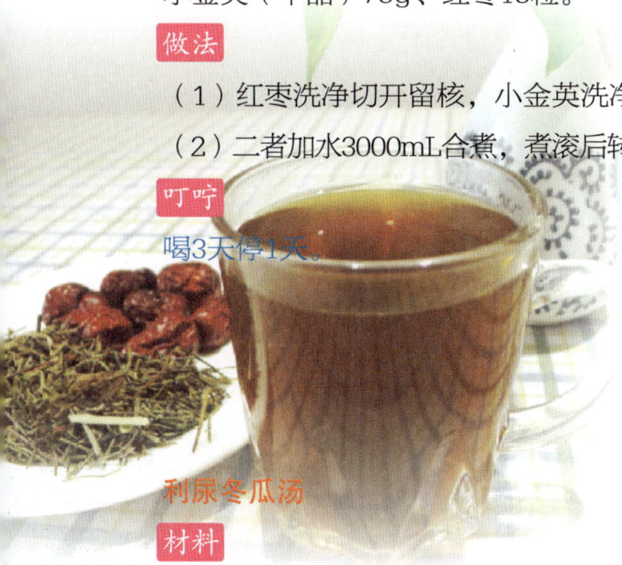

利尿冬瓜汤

材料

冬瓜300g、老姜4 薄片、玉米须（干品）5g。

做法

（1）冬瓜皮、冬瓜肉与冬瓜子洗净，用刀切分开，再将冬瓜子切碎；

（2）玉米须洗净后，与冬瓜皮、冬瓜肉、冬瓜子、老姜一起放入锅内加水1000mL，大火煮滚后，小火续煮20min，滤渣后可喝汤并吃冬 瓜肉。

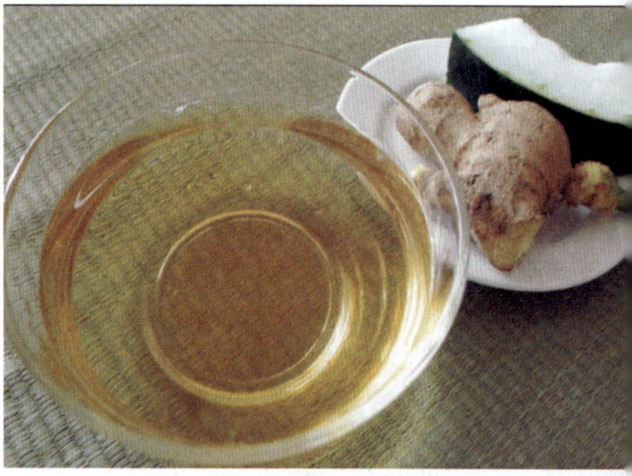

叮咛

（1）频尿、粳泻忌食。

（2）水肿者必需限水，当天所喝的总水量应该等于前一天排尿量加300mL。

（3）喝6天停1天。

半枝莲白花蛇舌草茶

材料

半枝莲（干品）50g、白花蛇舌草（干品）50g、小金英（小叶的蒲公英，干品）50g、红枣15粒（切开留核）。

做法

（1）所有材料洗净后加水15碗（约3750mL），煎煮30min，滤渣当茶饮；

（2）可再加水煎煮第二次，所剩的药渣再加水10碗（约2500mL），滚后小火续煮1h，滤渣取汤，喝剩的应放入冰箱冷藏，再喝时必须先加热。

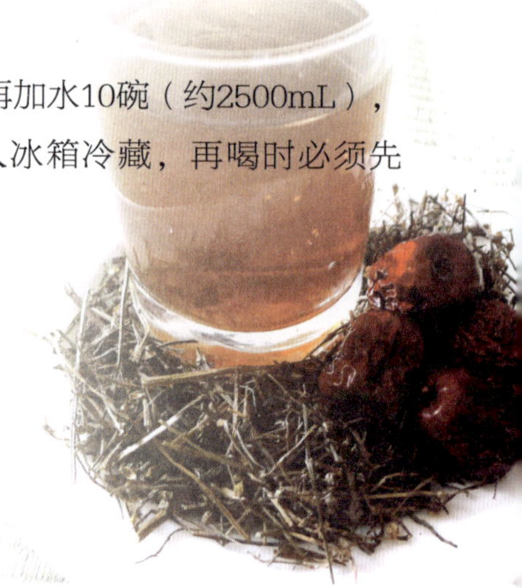

叮咛

（1）尿毒患者，不宜饮用。

（2）喝3天停1天。

红枣牧草高汤

材料

牧草（新鲜的根、茎、叶）300g、红枣10粒。

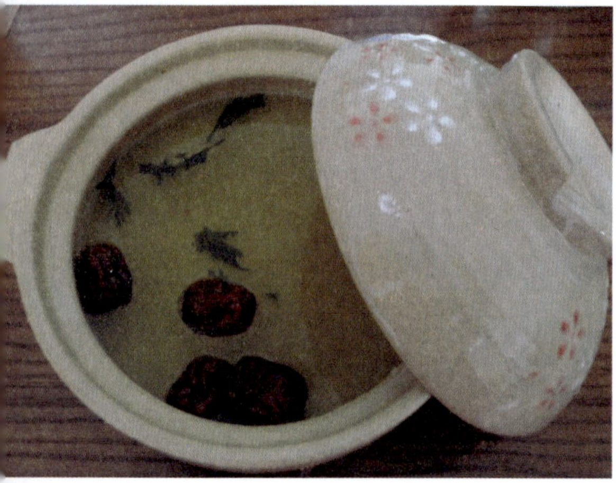

做法

（1）牧草洗净切碎，红枣洗净切开去核；

（2）二者加水3500mL合煮，大火滚后转小火续煮45min，滤渣即可饮用。

叮咛

（1）癌症与糖尿病患者，红枣加少一点，5粒即可。

（2）喝6天停1天。

糙米浓汤

材料

糙米300g。

做法

（1）糙米洗净泡水4h；

（2）糙米加水2000mL，大火煮滚后转小火，续煮30min后，滤渣即可趁热喝；

（3）喝剩的置冰箱冷藏，再喝时必须先加热；

（4）所滤出的糙米粒可留置冰箱冷藏，待日后作其他用途。

叮咛

喝6天停1天。

排毒水

材料

柠檬1 个、不甜的糖蜜15mL麦苗粉5～8g。

做法

柠檬榨汁后加入糖蜜、麦苗粉、冷开水300～500mL调匀，即可饮用。

叮咛

（1）尿蛋白异常、尿素氮异常、肌酸酐异常、尿毒症、洗肾、肾功能不全、肾癌等忌食。

（2）喝3天停1天。

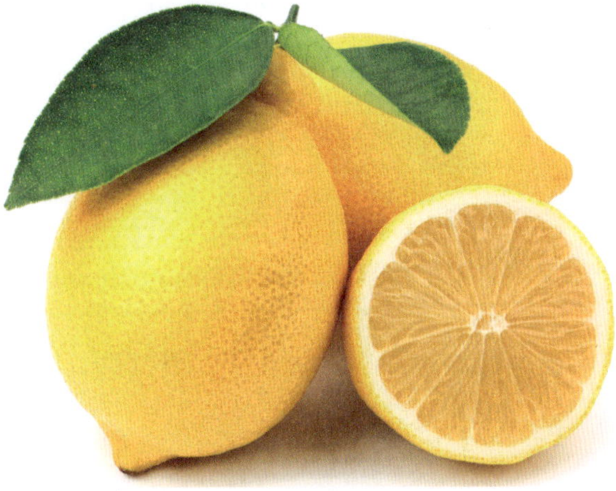

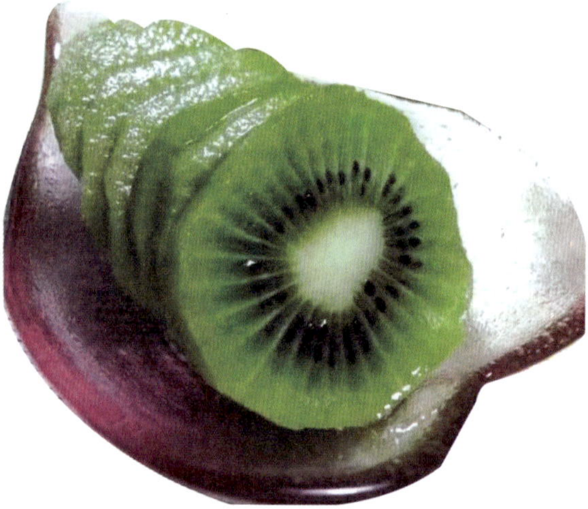

奇异果

材料

奇异果1～2颗。

做法

奇异果去皮切块，直接食用。

叮咛

吃6天停1天。

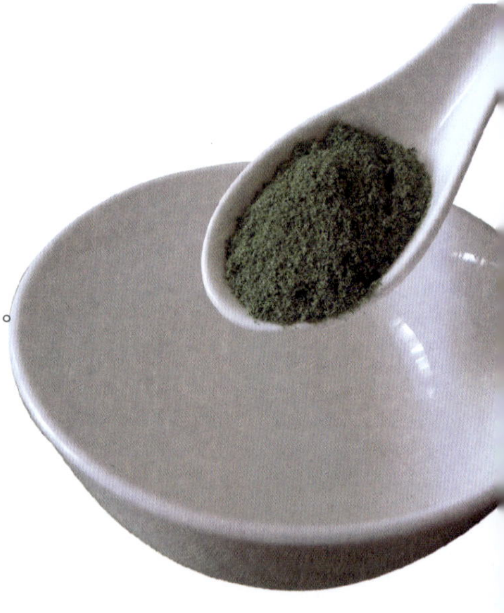

麦苗粉

材料

麦苗粉5～8g（1匙）。

做法

麦苗粉加温开水200mL，拌匀即可饮用。

叮咛

吃3天停1天。

蓝藻

材料

蓝藻粉5～8g。

做法

蓝藻粉加冷开水200mL，二者拌匀，即可饮用。

叮咛

吃3天停1天。

附　录

附录一　各种实用表格系列

一、寒热体质检测表（热性）

症　状	严重（3分）	普通（2分）	轻微（1分）
口干舌燥	□	□	□
便秘	□	□	□
头部发热、面部潮红	□	□	□
体温比别人高、易流汗	□	□	□
十分怕热	□	□	□
身体容易上火发炎	□	□	□
不喜欢喝热饮，喜喝冷饮	□	□	□
舌苔较厚，颜色偏红	□	□	□
腺体亢进、代谢旺盛、容易饿	□	□	□
性急易怒，易烦躁不安	□	□	□
尿少而色黄	□	□	□
眼睛布满血丝	□	□	□
易兴奋紧张，心跳速度加快	□	□	□
汗味浓、有体臭	□	□	□
妇女生理周期提早	□	□	□
女性分泌物浓而有异味	□	□	□
热性体质检测得分：　　　　分			

备注：每个症状一周内出现5天以上为“严重”，出现3天左右为“普通”，偶尔出现一次为“轻微”。

二、寒热体质检测表（寒性）

症　状	严重（3分）	普通（2分）	轻微（1分）
手脚冰冷	□	□	□
低血压	□	□	□
贫血、脸色苍白	□	□	□
头晕	□	□	□
困爱睡	□	□	□
感冒、抵抗力差	□	□	□
舌苔白	□	□	□
脉搏细弱	□	□	□
不喜冷饮、喜喝热饮	□	□	□
不常口渴、不爱喝水	□	□	□
腹泻	□	□	□
消化不良	□	□	□
大便稀薄	□	□	□
妇女月经不正常，常延迟	□	□	□
尿多而色淡	□	□	□
腰膝酸软，乏力	□	□	□
热性体质检测得分：　　　　分			

备注：

（1）热性体质应避食热性食物，少吃温性食物，宜吃平性、凉性、寒性食物。

（2）寒性体质应避食寒性食物，少吃凉性食物，宜吃平性、热性、温性食物。

（3）中性体质各种属性的食物可轮流吃，不可吃过量。但仍须避开禁忌食物。

三、食物属性表——水果

热性水果（适合寒性体质）

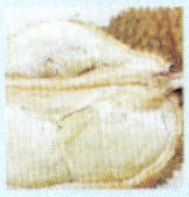
□榴梿

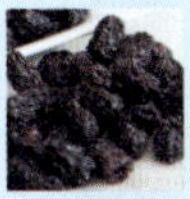
□黑枣

温性水果（适合寒性体质）

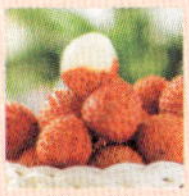
□荔枝

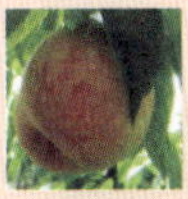
□桃子

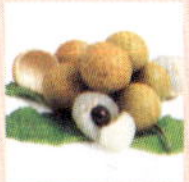
□龙眼

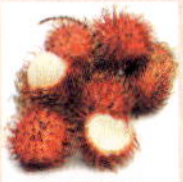
□红毛丹

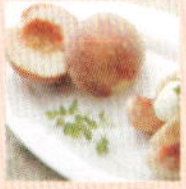
□水蜜桃

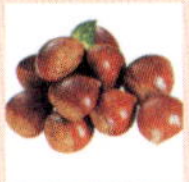
□板栗

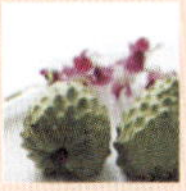
□番荔枝

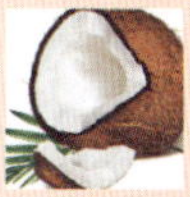
□椰子肉

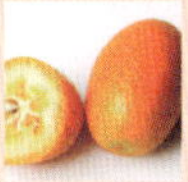
□金橘

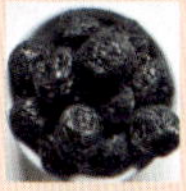
□乌梅

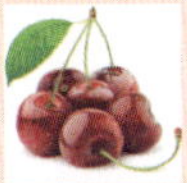
□樱桃

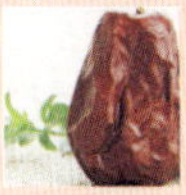
□红枣

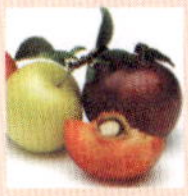
□李子

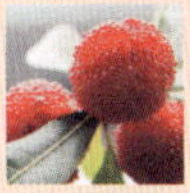
□杨梅

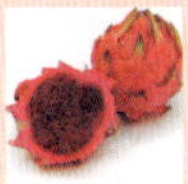
□火龙果

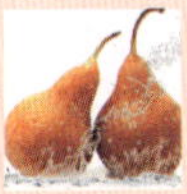
□梨

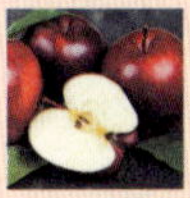
□苹果

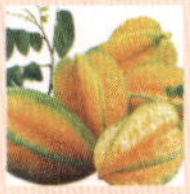
□阳桃

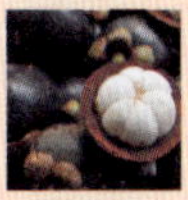
□山竹

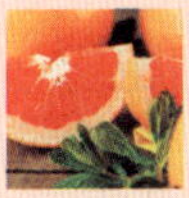
□葡萄柚

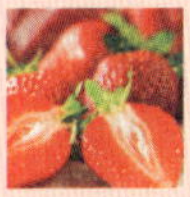
□草莓

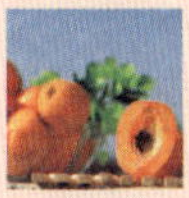
□枇杷

续表

平性水果（适合各种体质）	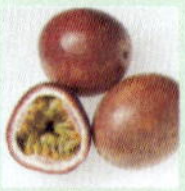 □百香果	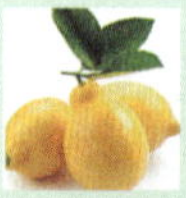 □柠檬	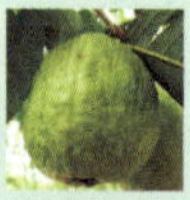 □番石榴	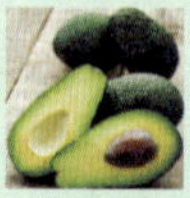 □牛油果	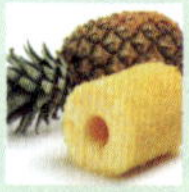 □菠萝
	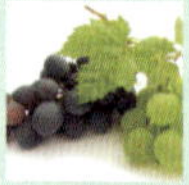 □葡萄	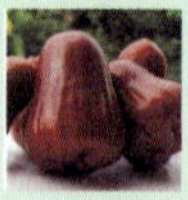 □莲雾	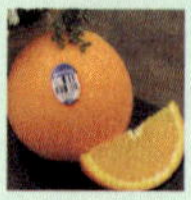 □橙子	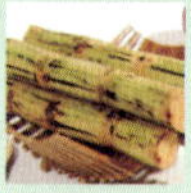 □甘蔗	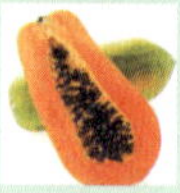 □木瓜
	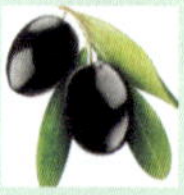 □橄榄	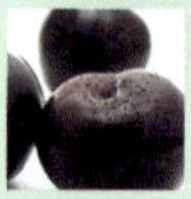 □梅子	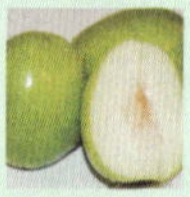 □印度枣	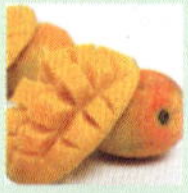 □芒果	
寒性水果（适合热性体质）	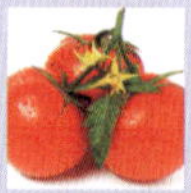 □西红柿	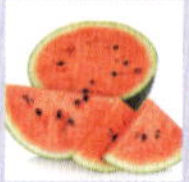 □西瓜	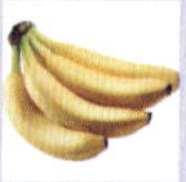 □香蕉	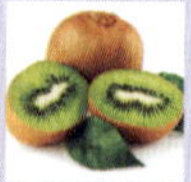 □猕猴桃	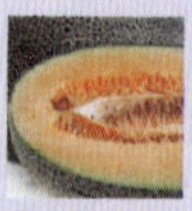 □哈密瓜
	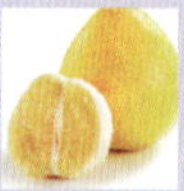 □柚子	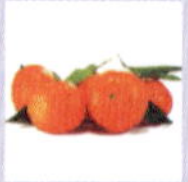 □橘子	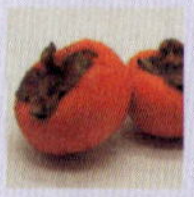 □柿子	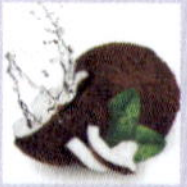 □椰子水	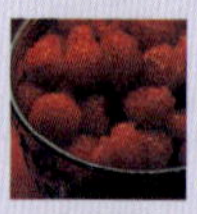 □桑葚

糖尿病与癌症不宜吃的水果：

榴梿、荔枝、龙眼、红毛丹、水蜜桃、板栗、番荔枝、樱桃、菠萝、葡萄、甘蔗、芒果、草莓、西瓜、香蕉、哈密瓜、柿子。

四、食物属性表——蔬菜

热性蔬菜（适合寒性体质）	 □辣椒
温性蔬菜（适合各种体质）	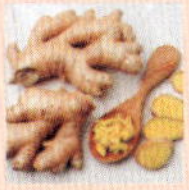 □姜 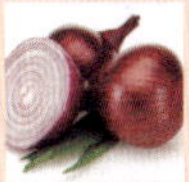 □洋葱 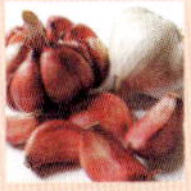 □大蒜 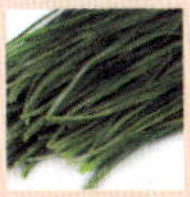 □韭菜 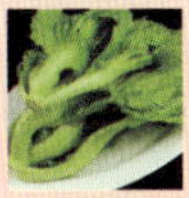 □芥菜 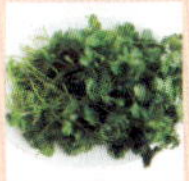 □芫荽 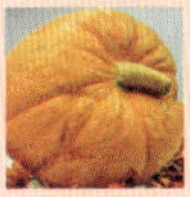 □南瓜 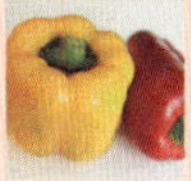 □甜椒
平性蔬菜（适合各种体质）	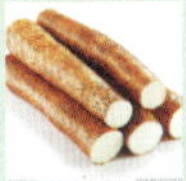 □山药 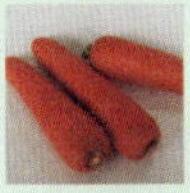 □胡萝卜 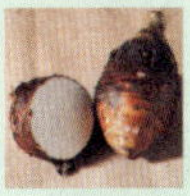 □芋头 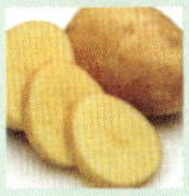 □土豆 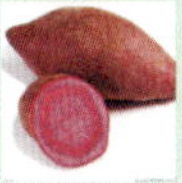 □地瓜 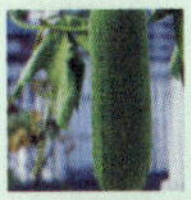 □丝瓜 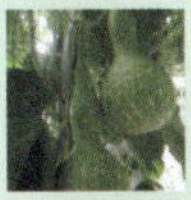 □葫芦瓜 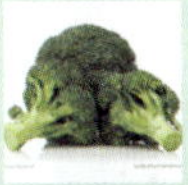 □西兰花 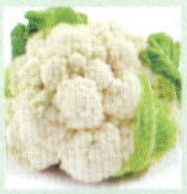 □白花菜 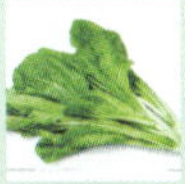 □小白菜 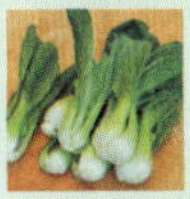 □小油菜 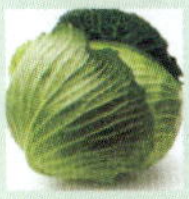 □卷心菜 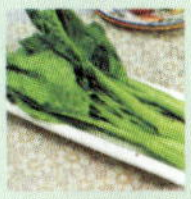 □芥蓝菜 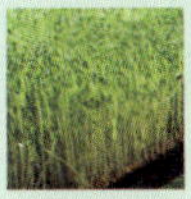 □苜蓿芽 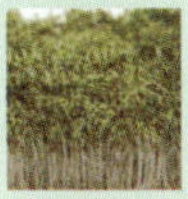 □豌豆苗 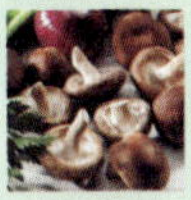 □香菇 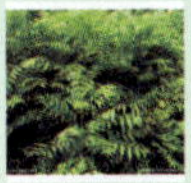 □香椿 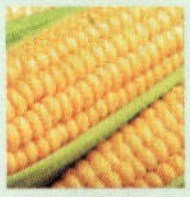 □玉米 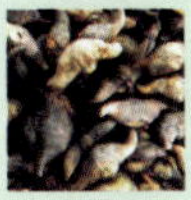 □菱角 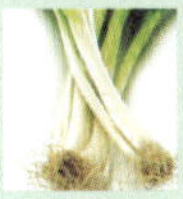 □葱白 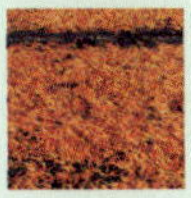 □金针花 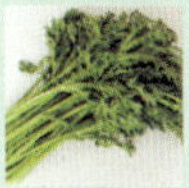 □茼蒿 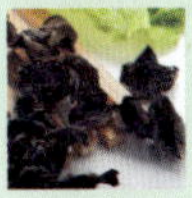 □黑木耳 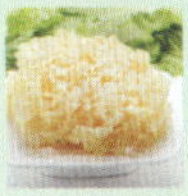 □银耳 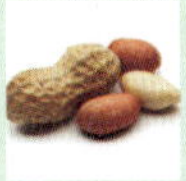 □花生

续表

凉性蔬菜 （适合热性体质）	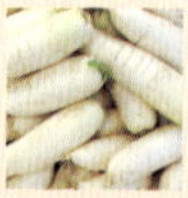 □白萝卜 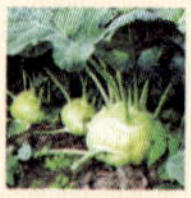 □大头菜 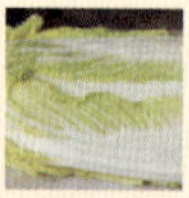 □大白菜 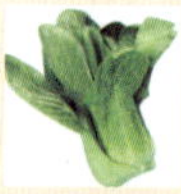 □油菜 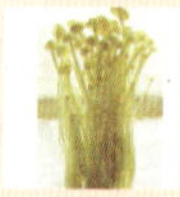 □金针菇 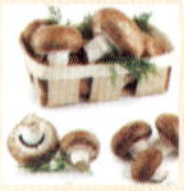 □蘑菇 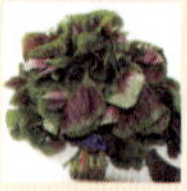 □苋菜 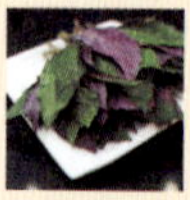 □红凤菜 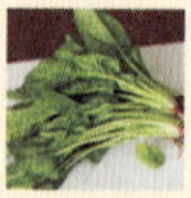 □菠菜 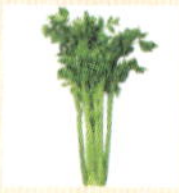 □芹菜 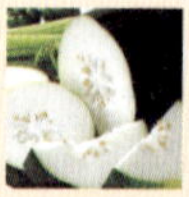 □冬瓜 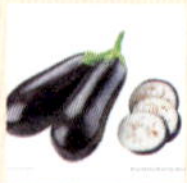 □茄子 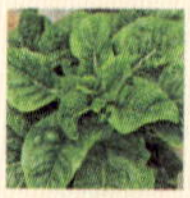 □莴苣 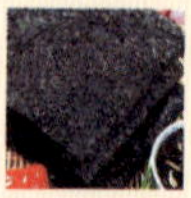 □发菜
寒性蔬菜 （适合热性体质）	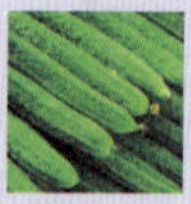 □大黄瓜 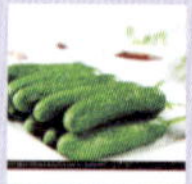 □小黄瓜 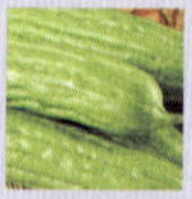 □凉瓜 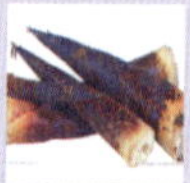 □竹笋 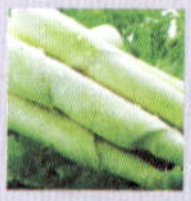 □茭白笋 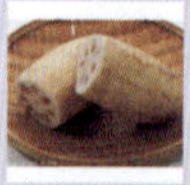 □莲藕 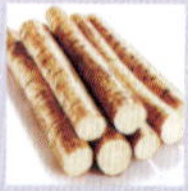 □牛蒡 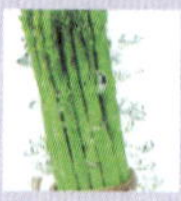 □芦笋 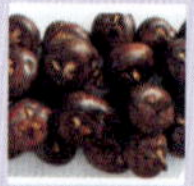 □马蹄肉 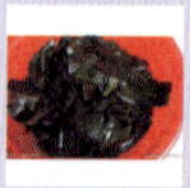 □海带 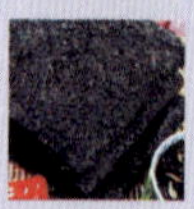 □紫菜 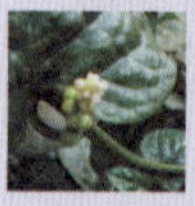 □皇宫菜 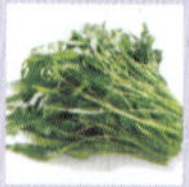 □翁菜 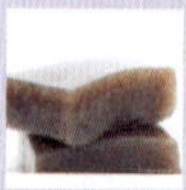 □魔芋 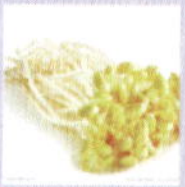 □黄豆芽 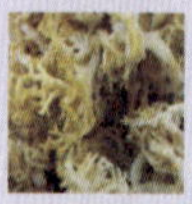 □珊瑚草

五、各种食材的宜忌一览表

食材名称	非腺体肿瘤	腺体肿瘤	糖尿病	尿酸高、痛风	过敏体质	自体免疫疾病	热性体质	寒性体质	备 注
榴莲	✕	✕	✕	✓✕	✓	✓✕	✕	✓	
黑枣	✓✕	✓✕	✓✕	✓✕	✓	✓✕	✕	✓	
荔枝	✕	✕	✕	✓✕	✓	✓✕	✕	✓	
桃子	✓✕	✓✕	✓✕	✓✕	✓	✓✕	✓✕	✓	
龙眼	✕	✕	✕	✓✕	✓	✓✕	✕	✓	
红毛丹	✕	✕	✕	✓✕	✓	✓✕	✕	✓	
水蜜桃	✕	✕	✕	✓✕	✓	✓✕	✓✕	✓	
板栗	✕	✕	✕	✓✕	✓	✓	✕	✓	
番荔枝	✕	✕	✕	✓✕	✓	✓	✕	✓	
椰子肉	✓	✓	✓	✓✕	✓	✓	✓✕	✓	番荔枝=释迦
金橘	✓	✓	✓	✓✕	✓	✓	✓✕	✓	
乌梅	✓	✓	✓	✓	✓	✓	✓✕	✓	
樱桃	✕	✕	✕	✓	✓	✓✕	✓✕	✓	
红枣	✓✕	✓✕	✓✕	✓	✓	✓✕	✓✕	✓	（非）腺体肿瘤、糖尿病可喝红枣煮的汤，但红枣勿吃
李子	✓	✓	✓	✓	✓	✓	✓✕	✓	
杨梅	✓✕	✓✕	✓✕	✓	✓✕	✓✕	✓✕	✓	
百香果	✓	✓	✓	✓	✓	✓	✓✕	✓	

续表

食材名称	非腺体肿瘤	腺体肿瘤	糖尿病	尿酸高、痛风	过敏体质	自体免疫疾病	备注
柠檬	√	√	√	√	√×	√×	
番石榴	√	√	√	√	√	√	
酥梨	√	√	√	√	√	√	
菠萝	√×	√×	√×	√	×	×	
葡萄	√×	√×	√×	√	√	√	
莲雾	√	√	√	√	√	√	
橙	√	√	√	√	√×	√×	
甘蔗	×	×	×	√	√	√×	
木瓜	√	×	√	√	√	√	妇科肿瘤者木瓜勿吃过量
橄榄	√	√	√	√	√	√	
梅子	√	√	√	√	√	√	
印度枣	√	√	√	√	√	√	
芒果	×	×	×	√×	×	×	
火龙果	红肉 √×	红肉 √×	红肉 √×	√	√	√	
	白肉 √	白肉 √	白肉 √	√	√	√	
梨	√	√	√	√	√	√	
苹果	√	√	√	√	√	√	
阳桃	×	×	×	×	√×	×	肾病患者勿吃
山竹	√×	√×	√×	√	√×	√×	
葡萄柚	√	√	√	√	√×	√×	服用心血管西药患者勿吃
草莓	√×	√×	√×	√	×	×	
枇杷	√	√	√	√	√	√	
西红柿	√	√	√	√	√	×	
西瓜	×	×	×	√	√	√	
香蕉	×	×	×	√	√	√	关节酸痛者勿吃过量

续表

食材名称	非腺体肿瘤	腺体肿瘤	糖尿病	尿酸高痛风	过敏体质	自体免疫疾病	备 注
猕猴桃	√	√	√	√	×	×	
哈密瓜	×	×	×	√	√	√	
柚子	√	√	√	√	⍻	⍻	
橘子	√	√	√	√	⍻	⍻	台湾橘子属性偏寒、大陆橘子属性偏温
柿子	×	×	×	√	√	√	
椰子水	√	√	√	√	√	√	
桑葚	√	√	√	√	√	√	
辣椒	×	×	×	⍻	⍻	×	
姜	√	√	√	√	√	√	
洋葱	√	√	√	√	√	√	
大蒜	√	√	√	√	√	√	
韭菜	√	√	√	√	√	√	
芥菜	√	√	√	√	√	√	
芫荽	√	√	√	√	√	√	务必要清洗干净，过敏体质患者不可多吃
南瓜	√	√	√	√	×	×	
甜椒	√	√	√	√	⍻	×	
山药	√	×	√	√	√	√	腺体肿瘤者勿吃“山药”
芋头	⍻	⍻	⍻	√	×	×	（非）腺体肿瘤、糖尿病者：芋头、土豆、地瓜可以吃，但不能过量。每次不超过70克，避免血糖升高
土豆	⍻	⍻	⍻	√	√	×	
地瓜	⍻	⍻	⍻	√	√	√	
胡萝卜	√	√	√	√	√	√	
丝瓜	√	√	√	√	√	√	
葫芦瓜	√	√	√	√	√	√	
西兰花	√	√	√	√	√	√	
白花菜	√	√	√	√	√	√	

续表

食材名称	非腺体肿瘤	腺体肿瘤	糖尿病	尿酸高、痛风	过敏体质	自体免疫疾病	备　注
小白菜	✓	✓	✓	✓	✓	✓	
小油菜	✓	✓	✓	✓	✓	✓	
卷心菜	✓	✓	✓	✓	✓	✓	
芥蓝菜	✓	✓	✓	✓	✓	✓	
苜蓿芽	✓	✓	✓	✓✗	✓✗	✗	
豌豆苗	✓	✓	✓	✓	✓	✗	
香菇	✓	✓	✓	✗	✓	✗	
香椿	✓	✓	✓	✓	✓	✓	
玉米	✓	✓	✓	✓	✓	✗	
菱角	✓	✓	✓	✓	✓	✓	
葱白	✓	✓	✓	✓	✓	✓	
金针菜	✓	✓	✓	✓	✓	✓	
茼蒿	✓	✓	✓	✓	✓	✓	
黑木耳	✓	✓	✓	✓	✓	✓	
银耳	✓	✓	✓	✗	✓	✗	
花生	✗	✗	✗	✗	✗	✗	
白萝卜	✓	✓	✓	✓	✓	✓	
大头菜	✓	✓	✓	✓	✓	✓	
大白菜	✓	✓	✓	✓	✓	✓	
油菜	✓	✓	✓	✓	✓	✓	
金针菇	✓	✓	✓	✗	✓	✗	
蘑菇	✓	✓	✓	✗	✓	✗	
苋菜	✓	✓	✓	✓	✓	✓	
红凤菜	✓	✓	✓	✓	✓	✓	
菠菜	✓	✓	✓	✓	✓	✓	

续表

食材名称	非腺体肿瘤	腺体肿瘤	糖尿病	尿酸高、痛风	过敏体质	自体免疫疾病	备 注
芹菜	✓	✓	✓	✓	✓	✓	
冬瓜	✓	✓	✓	✓	✓	✓	
茄子	✓	✓	✓	✓	✓	✗	
莴苣	✓	✓	✓	✓	✓	✓	
发菜	✓	✓	✓	✓	✓	✓	
大黄瓜	✓	✓	✓	✓	✓	✓	
小黄瓜	✓	✓	✓	✓	✓	✓	
苦瓜	✓	✓	✓	✓	✓	✓	
竹笋	✓	✓	✓	✓	✗	✗	
茭白笋	✓	✓	✓	✓	✓	✓	
莲藕	✓	✓	✓	✓	✓	✓	
牛蒡	✓	✗	✓	✓	✓✗	✓	腺体肿瘤者不能吃“牛蒡”
芦笋	✓	✓	✓	✗	✓	✓✗	
荸荠	✓	✓	✓	✓	✓	✓	
海带	✓	✓	✓	✓	✓	✓	甲状腺亢进、结节等不能吃高碘食物，如海带、紫菜、发菜等海藻食物，严重患者要吃无碘盐。
紫菜	✓	✓	✓	✗	✓	✓✗	
皇宫菜	✓	✓	✓	✓	✓	✓	
翁菜	✓	✓	✓	✓	✓	✓	
蒟蒻	✓	✓	✓	✓	✓	✓	
黄豆芽	✓	✓✗	✓	✓✗	✓	✗	黄豆、黑豆是可疑过敏源，严重过敏体质勿吃原豆；腺体肿瘤者也勿吃，因为会促进雌激素的分泌，但豆制品可以少量吃
珊瑚草	✓	✓	✓	✗	✓	✓	

注：1. 过敏体质者，少吃寒凉食物，宜偏向平性、温性与热性的食物吃。
2. 所有凉性、寒性的蔬菜，只要酌加姜丝，寒性体质者便可酌量食用。

六、烹调方式红绿灯

红灯［停］——请尽量少用	
炸	大量油（可盖过食材的量）烧滚后将食物炸到熟。
酥	将油烧滚，淋在已熟的食物上，使外皮变酥。
三杯	姜、葱、红辣椒炒香后放入主菜，加麻油、香油、酱油各一杯，焖煮均汤汁收干，再加入“九层塔”拌匀。
烤、烘	调味后的食物，用烤箱或架在烤网，烘烤使之熟透。
黄灯［注意］——谨慎使用	
炒	以中大火炒拌食物。
爆	强火将油烧热，菜料迅速拌炒即起锅。
煎	将少量油烧热后，以中火使食物两面发黄、外皮酥脆。
绿灯［行］——可多多使用	
蒸	利用水加热使食物变熟。
涮	肉类食物切成薄片，吃的时候放进滚汤中烫熟。
烩	菜肴煮熟后，加入太白粉水勾芡。
蜜汁	利用糖或醋增加菜肴之特殊风味。
烫、煮	材料处理好之后，放入滚水或高汤中，大火烧滚就捞出称作［烫］，煮得比较久称为［煮］
炖、卤	先大火烧滚食物，以小火烧到烂熟是［炖］；若加入卤包就是［卤］
烧、焖	菜肴经过炒煎，加入少许水或高汤及调味料，微火焖烧，使食物熟透、汁液浓缩。
冻	食物中加入洋菜、果胶，利用低温把菜与汤汁冻结起来。
拌	菜肴处理好，放入天然调味料拌匀。

附录二　芽菜种植系列

什么是芽菜?

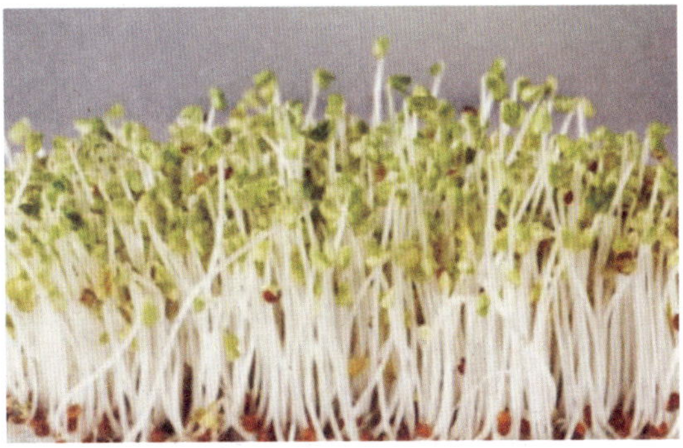

芽菜的历史悠久，芽菜在中国古时候被称为“种生”，又称“芽苗菜”“如意菜”，一般指用种子或营养根茎，培植出可食用的嫩芽、芽苗、芽球、幼梢或幼茎等芽苗类的蔬菜；而在欧洲食用的是萝卜和芥末的新芽，有记录表明，在维多利亚时代曾经流行；在日本，萝卜缨曾是平安时代贵族食用的高级食材；中国古代种植的是豆类的新芽，因其具有较高的营养，被称为“活体蔬菜”。

日常生活中常见的有**香椿芽、豆芽、姜芽、萝卜缨、豌豆苗**等。古代文人对芽菜的赞美也有很多，例如，唐代苏颂写道：“椿木，皮细肌实，嫩叶甘香可茹”，就是赞美香椿的甘甜可口；苏东坡也有“春社姜芽肥胜肉”的诗句，是说春天的姜芽肥硕鲜嫩，能与肉类相媲美。

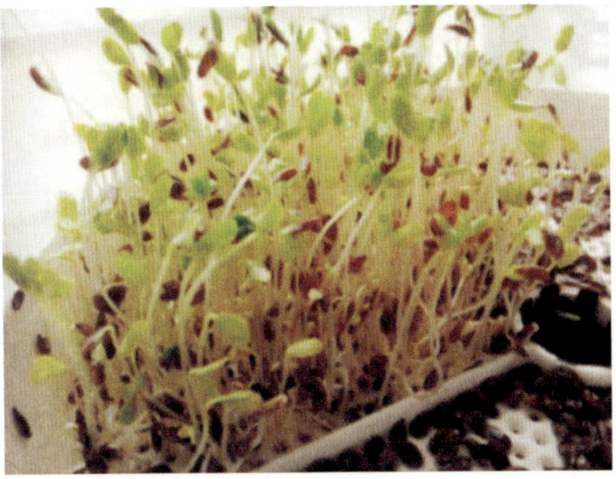

当蔬菜种子、豆类以及五谷开始发芽，这些就叫芽菜。

芽菜是植物成长中营养最丰富的一部分，它富含活性蛋

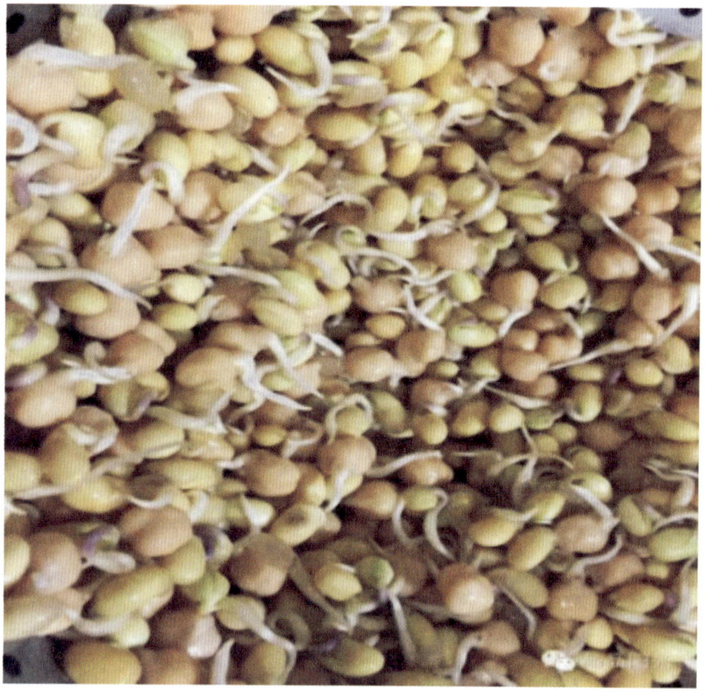

白质，容易消化，同时富含多种维生素和营养物质，帮助体内维持碱性状态，有助身体排毒。芽菜生吃时最好，小麦草通常用来榨汁。芽菜也可同时和其他食材一起烹饪。他们是拥有多元化营养的同时，还非常美味。芽菜的营养价值一直以来都是被大众所熟知的，他们甚至常常运用到自然疗法当中。

植物种子中储藏较多蛋白质、碳水化合物等营养物质，因嫩芽菜正处于生长旺盛的阶段，营养价值较高，其健康益处包括高含量的膳食纤维，复合维生素B和蛋白质和消化酶。研究发现，浸泡约一周的种子，其维生素C和V-E，β胡萝卜素和抗氧化剂、阿魏酸和香草酸浓度都在原来干燥的基础上有改进并可以测试到。

芽菜发芽指南

所需物品

- 1 个可沥水的容器（可以是蔬果料理盘子，品牌灌肠器甚至是玻璃饭盒或者罐子也可以）。
- 1 块棉布或者纱布。
- 自然农法种植的种子。

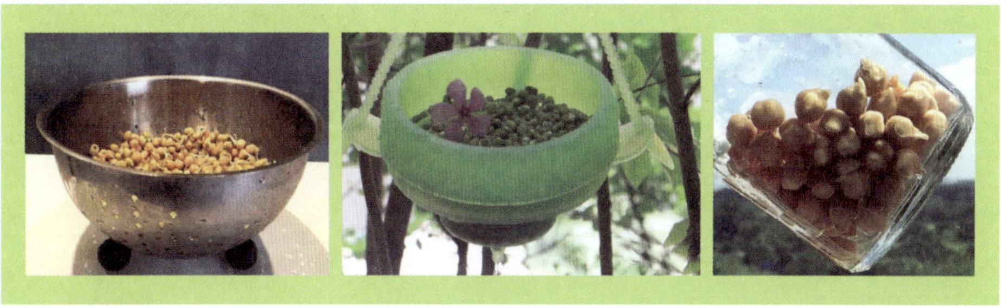

步骤

（1）挑选出破损的种子，然后把种子清洗干净后用常温水浸泡6~12h（把种子从休眠期唤醒），放在阴凉通风处或者冰箱里，每隔3~4h左右冲洗一遍，以免豆子发臭。

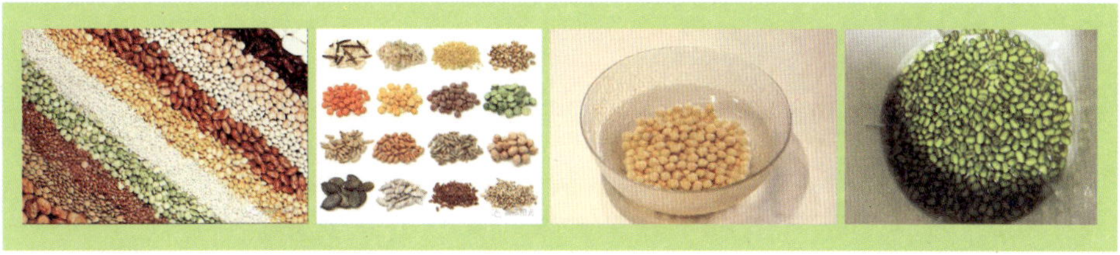

（2）经过浸泡后的豆子，是饱满的，而且还可以看到萌动的小芽尖，这时把豆子冲洗干净放进一个能沥水的干净无油腻的容器里，把干净

纱布或棉布铺在豆子上面，放置在阴凉避光通风处或者冰箱里（如果没有可沥水的容器，也可以用任意的瓶子或者盒子都行，只要把水分完全沥干就可以了）。发芽过程中，每隔3~4h冲洗一遍。

晚上睡觉的时间不需要冲洗的，只需在睡前冲洗一遍就可以了。

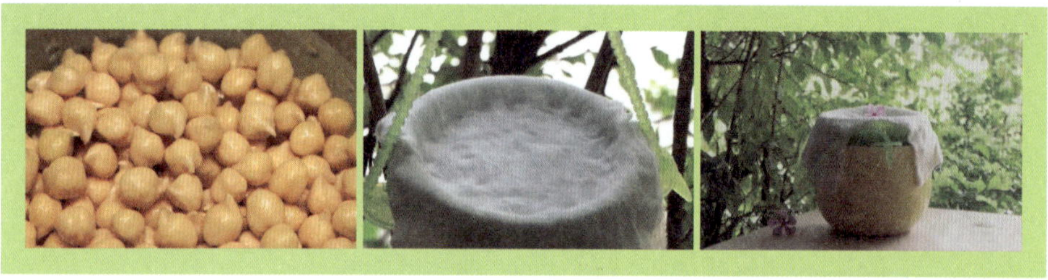

（3）大概2~4天的时间即可收成享用，在此期间仍然需要每隔3-4h冲洗一遍，以免豆子发臭腐坏。

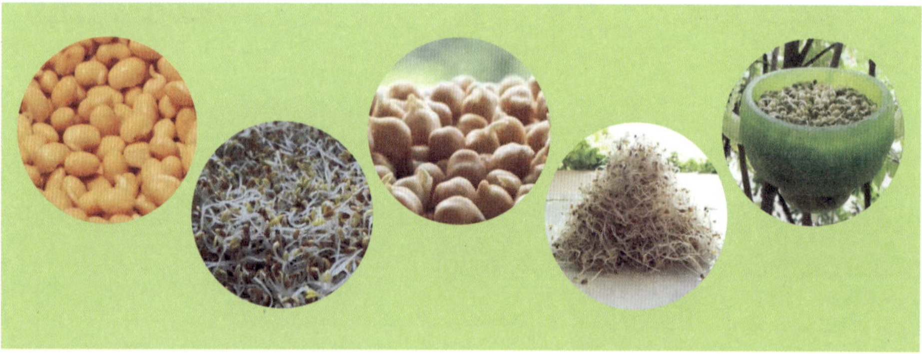

温馨提示

从清洗浸泡到每一次的冲洗过程中建议使用过滤水操作。记住通风、阴凉、避光、勤冲洗、无油腻五原则便可大功告成啦。（换洗的水可用作浇花或者冲洗马桶哦）

吃上自己亲手种植的芽菜超级幸福。

苜蓿芽

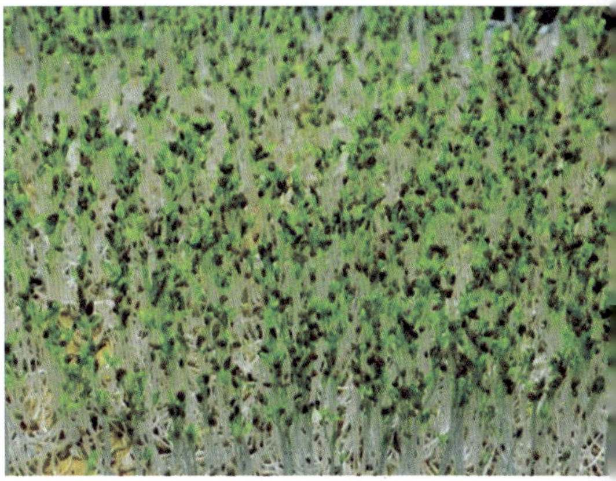

苜蓿芽是超级健康食物。是钙质以及植物雌激素的极佳来源。含有丰富的维生素A、C、D、E、B1、B2、B12，和矿物质铁、钾、钙、镁、锌和K以及各种氨基酸，烟碱素、泛酸及叶绿素，具高碱性、高纤维、高酵素与低脂等特性。并可促进消化增加养分的吸收。苜蓿芽在古代阿拉伯世界被称为“食物之父”。

萝卜缨嫩芽

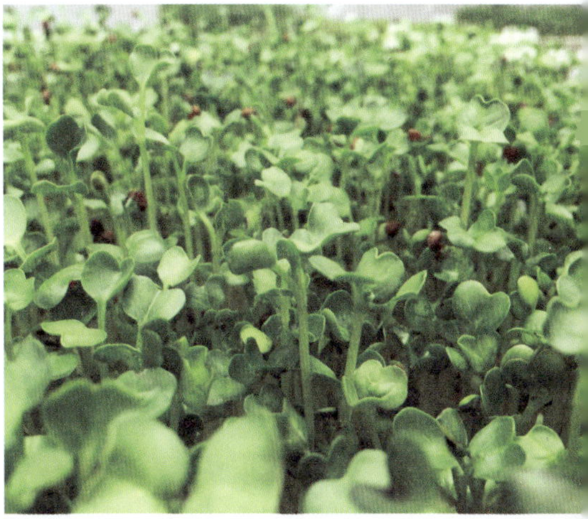

每100g红萝卜缨的含钙量为350mg，是蔬菜含钙量第一。富含维生素A、B1、B2、C、E以及胡萝卜素，还含有多种矿物质和微量元素如镁、铁、锌、磷、钼及核黄素、叶酸等，并富含粗纤维，日本人更视为天然维生素的化身。常吃萝卜缨，还可预防近视眼、老花眼、改善白内障。萝卜缨所含的矿物质镁、锌是人体内胰岛素及多种酵素的成分，有助于心脏、肌肉及神经的正常功能以及身体正常代谢。

向日葵芽

葵花籽嫩芽中含有高量的锌

锌是一种良好矿物质对身体非常有益，男性尤其常食葵花子嫩芽。

向日葵嫩芽是B族维生素的最佳来源

叶酸，在核苷酸合成，同型半胱氨酸的再甲基化等诸多重要生理代谢功能及快速细胞分裂和生长过程（如婴儿发育、孕中）具有重要的功能作用。

向日葵嫩芽提高体内抗氧化能力

葵花籽嫩芽中含有高量的维生素E，并富有维生素C和硒，有益降低血压，增加血管的弹性，防止心脏疾病。

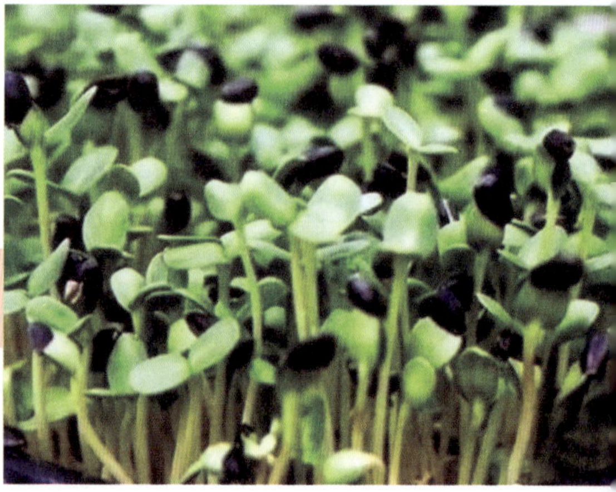

向日葵嫩芽可帮助减轻胸闷并且自然祛痰

葵花籽嫩芽菜可帮助清肺化瘀，有益于预防呼吸道感染，防止病原体的侵袭。

葵花籽嫩芽是优质高蛋白质的重要来源

蛋白质能帮助修复肌肉组织，并有助于提升体内酶的功能。维护骨骼发育和预防骨质疏松症，保护骨基质并有益整个生命中的骨强度。

黄豆芽

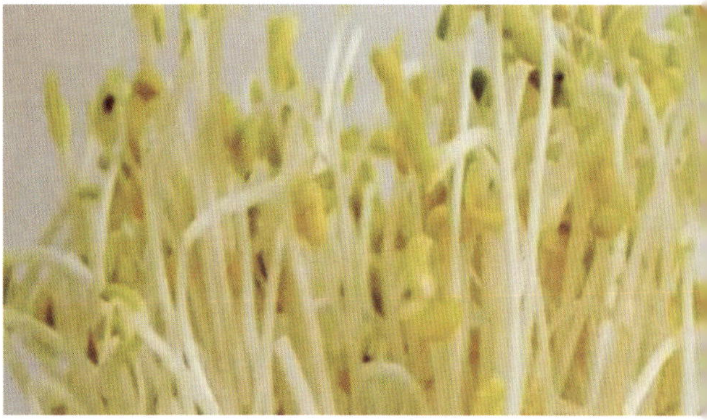

含有丰富的蛋白质，B族维生素和维生素C。黄豆嫩芽含有9g的蛋白质比绿豆嫩芽多达三倍。并含纤维和少量碳水化合物。黄豆嫩芽也是B族维生素和叶酸的良好来源。叶酸帮助体内产生DNA，氨基酸和红细胞，可帮助预防贫血和防止出生缺陷。

芥菜芽

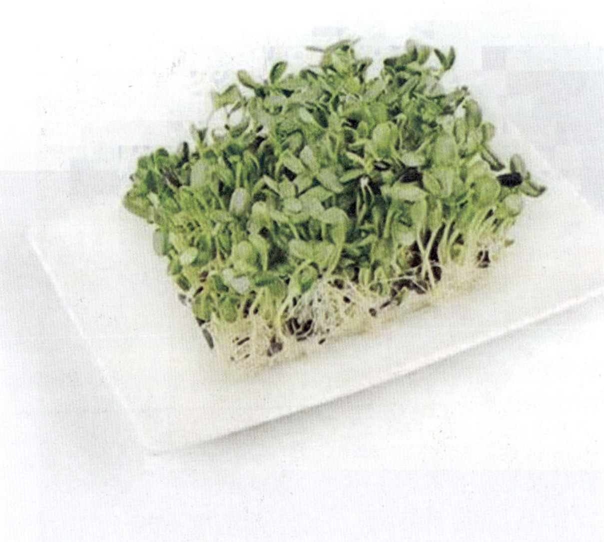

芥菜种籽含有非常丰富的植物营养素、矿物质、维生素和抗氧化剂。芥菜籽含有极高复合维生素B，是叶酸、烟酸、硫胺素、核黄素，吡哆醇（维生素B6），泛酸等的来源。这些维生素是人体必需的外源补充，复合B群有助于酶的合成，保护神经系统功能，帮助调节人体新陈代谢。

豌豆芽

豌豆嫩芽是三个化疗保护剂的重要来源：叶酸、抗氧化剂和胡萝卜素。叶酸有助于产生和维持细胞和防止DNA损伤。抗氧化剂有助于身体对抗自由基的伤害。

豌豆嫩芽提供约35％的维生素C和15％的维生素A日含量，含高于蓝莓7倍的V-C,高于西红柿四倍的维生素A的含量,也是维生素K的良好来源，并具有抗炎的作用。

豌豆嫩芽含有多种营养成分，可帮助保持血糖水平，其重要的抗氧化剂支持降低二型糖尿病。高水平的抗氧化剂和植物营养素也提供了心脏健康的保护。

豌豆嫩芽含高营养低卡路里，并提供了良好的膳食纤维，有助于控制体重和调节新陈代谢。

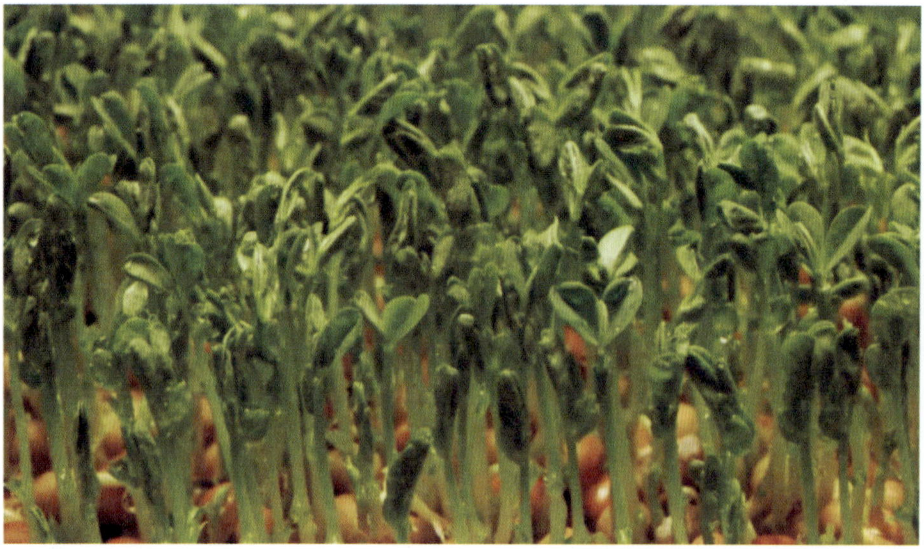

花生芽苗

花生芽中白藜芦醇含量是花生的100多倍，比白葡萄酒中白藜芦醇含量要高数十倍，它具有抑制癌细胞、降血脂、预防心血管疾病、延缓衰老等作用，保健价值极高。花生芽富含有丰富的维生素和矿物质，以及人体所需的多种微量元素和氨基酸。被誉为“长寿菜”。

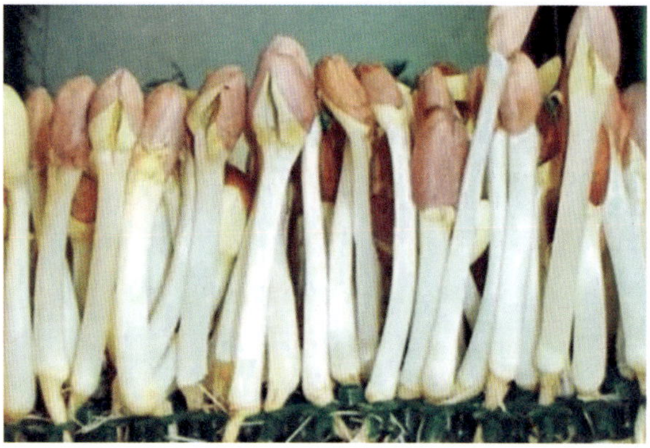

小麦草

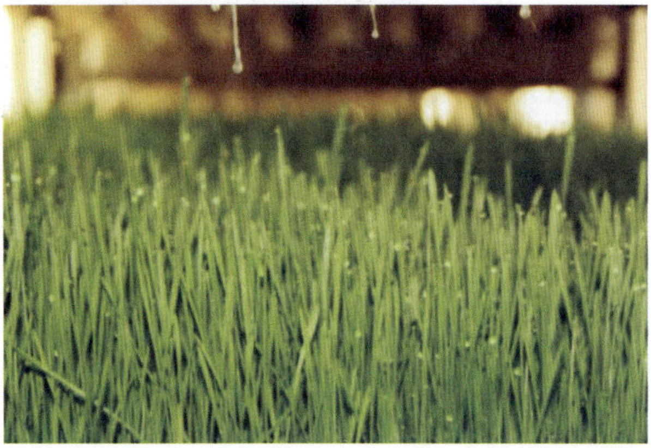

含有丰富的叶绿素、维生素A、维生素C、维生素E及维生素B族和矿物质钙、镁、磷、铁、硒，以及超抗氧化剂SOD、纤维和有益酵素。

扁豆嫩芽

绿扁豆嫩芽约含25％蛋白质，提供热量为30％，具丰富地氨基酸和高含量的可溶性膳食纤维。这种纤维可提供饱腹感，帮助减慢食物通过胃和肠道的过程，支持延迟葡萄糖水平的吸收，并且可帮助降低胆固醇特别是低密度脂蛋白。同时还含有维生素C和维生素B族硫胺素，烟酸和核黄素。

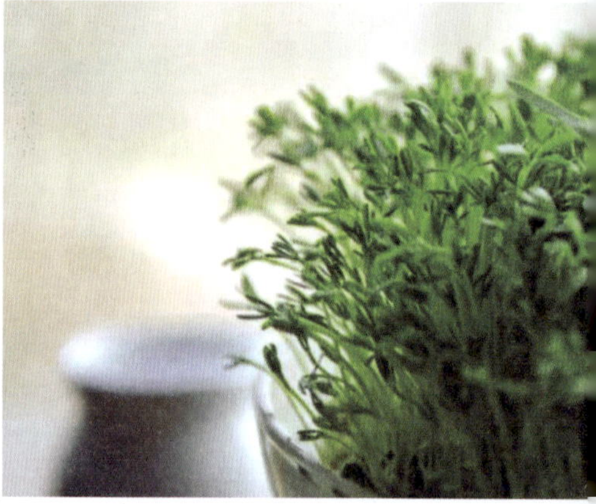

西兰花芽

西兰花嫩芽的抗氧化剂已受到世界范围的大量的研究和证实了其的防癌的作用。发表在2012年4月的“国际食品科学与营养学杂志”的一项研究发现，西兰花嫩芽萝卜硫素（sulphoraphanes）能够预防胃癌以及其他癌症，还可以降低胰岛素抵抗，并可能帮助2型糖尿病患者的血糖控制。每天食用10g西兰花嫩芽菜并坚持四周，研究受试者表现出较低的胰岛素水平。

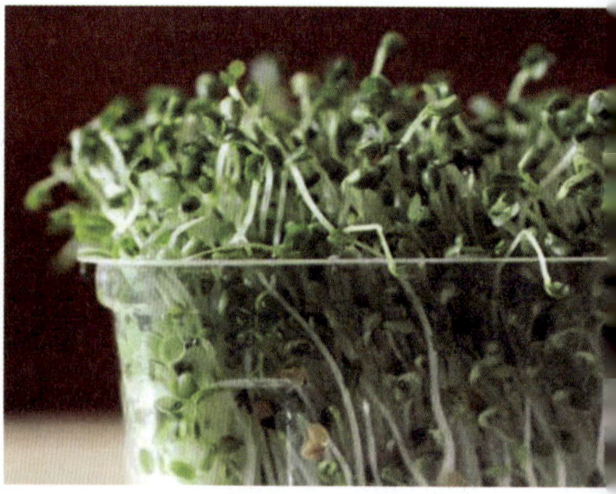

附录三 净食断毒简介

（净食断毒又称“断食”“辟谷”）

1日普通净食断毒法

第一步骤：减食——逐步减少食物的摄取

在预备净食断毒期间，逐步减少食物的摄取是非常重要的，其将决定净食断毒疗程是否成功。**减食的最大功能，是减少身体在正式进入净食断毒阶段所可能发生的冲击**。减食的时间因个人平时饮食习惯而异，例如：若平时饮食清淡且少肉者，在净食断毒前3天即进行减食；若平时饮食多肉者，在净食断毒**前5天**至7天即进行减食。

建议饮食内容：

减食期间吃些容易消化的食物，让消化系统逐步得到休息。

尽量多些生食或吃蒸煮的蔬菜。

避免高淀粉的蔬菜如马铃薯，少摄取高水分及高纤维的食物，特别是包菜花、卷心菜、花椰菜、黄瓜、茄子、番茄、绿豆、胡萝卜、莴苣及其他绿色食物。

每天至少吃1 次沙拉，2~3次的水果，特别是苹果、葡萄、橙、李子、草莓、樱桃等。

可以的话，摄取有机的蔬菜，避免摄取含有化学物质、防腐剂、添加剂等的食物。

减食的主要目的在于减轻消化系统的负担，避免酸性食物及平衡身体的酸碱度。

建议：要想达到一个成功且有效的净食断毒并从中受益，您必须严格执行减食的各个步骤。

第二步骤：净食断毒阶段——去除食物

您可能会在净食断毒的第一天或第二天感到饥饿，若减食工作没有进行完善，此状况更明显。无论如何，净食断毒期间除了流质食物外，绝对禁止食用任何固体食物，以达到净食断毒最好的疗效。

第二天或第三天以后，您就会感觉到：饥饿感消失、神志清晰、情绪稳定、意识清醒、思路敏锐、效率提高。这些现象，因个体毒素多少、心态有所差别。

另外，还有可能出现下列现象：

- 排除宿便，又黑、又硬、又臭
- 皮肤发痒或长疖
- 呼吸困难
- 头痛
- 疲倦、无精神
- 腹痛或胀气
- 来月经前的各种症状
- 深色及带臭的尿液
- 口唇干裂粗糙或口腔溃疡
- 眩晕、恶心或呕吐
- 发冷发热
- 月经提前或延后，女性阴道分泌物增加
- 舌苔
- 口臭

以上现象可能持续几天或更长，视各人的健康情况而异。这些现象都是正常的，不用担忧，因为这是体内毒素排出过程的必然现象，请耐心度过。

净食断毒期间的注意事项：

- 多喝优质水或抗氧化水，这对排毒有很大的益处
- 远离忙碌的生活，尽情享受净食断毒
- 与您的小孩暂时隔开，因为小孩有时可能会让您感到紧张
- 关掉手机，不看电视、电脑，不看报纸杂志等，这确保您不耗费身体能量
- 避免高耗体力的激烈运动
- 避免思考和谈话太多
- 尽量迟睡
- 不宜行房事
- 不宜服药，高血压、糖尿病和心脏病用药除外

如有不适，请向专业人员咨询。

果菜汁净食断毒法

关于果菜汁净食断毒法

果菜汁净食断毒法不同于清水净食断毒法或其他净食断毒法，它能够针对个人体质与病症，调配对症的果菜汁，作为净食断毒期间主要的饮料，借以补充身体长期欠缺的微量元素，因禁食其他食物，使消化系统得以充分休息，平常因消化系统所耗费的身体能量，此时便移转到排泄工作上，使排泄系统显著增强，因此在净食断毒期间，身体才能够排泄掉正常所无法排出的大量毒素。

净食断毒乃是将全身大扫除，除了能将体内的老、病废细胞排出体外，并能促使荷尔蒙分泌旺盛，体内的荷尔蒙分泌量虽极微，但对生理影

响非常大，诸如脑下垂体、甲状腺、副肾、睾丸、暖巢、胰脏等内分，泌腺，在净食断毒期间会转趋活跃，加速分泌出人体所需的各种荷尔蒙，使得净食断毒者的内脏机能恢复正常，血液循环变得舒畅，更使皮肤的色泽转为红润，并泛现光泽。

果菜汁净食断毒法因自体溶解现象，在不进食的情况下，很自然地就会燃烧体内多余的脂肪、胆固醇与其他不必要的物质，排泄体内长期累积的郁积物与宿便，并复苏免疫系统、消灭病菌、破坏癌细胞。特别重要的是，刺激荷尔蒙分泌，在生理或者心理上，都让整个人至少年轻5~10岁，恢复活力，洋溢青春，这是果菜汁净食断毒法的诸多效果中最令人惊喜的。

清水净食断毒法在复食期间，人们的肤色多显得苍白，但果菜汁净食断毒法在复食期间，每个人的肤色都变得红润，并显得神采奕奕，这便是果菜汁净食断毒法广受欢迎的原因，不仅不会挨饿难过，而且有立竿见影的美容复健效果。

果菜汁净食断毒的神奇效果

（1）净食断毒能清洁血管、净化血液、溶解血栓，清除中性脂肪与不良胆固醇，改善全身循环，预防心血管病变，避免中风。

（2）冰冷的四肢能迅速改善，手指呈微红色，僵硬之关节、颈部、肩胛均会一一妤解酸痛，恢复正常。

（3）溶解多余脂肪，能自然减肥，安全又迅速，瘦者在排除宿便后反因消化吸收能力转强，而逐渐增胖。

（4）因净食断毒的自体溶解现象，会改善体内各种结石症，小粒的结石会逐渐溶解排出体外（但结石过大引起疼痛者，用净食断毒缓不济急，必须就医）。

（5）净食断毒会刺激荷尔蒙分泌，活化身体内脏机能，排泄大量体内郁积物与毒素，是全身的皮肤焕然一新，泛现红润光泽、洁白细嫩，从体内环保做起而达到快速美容的效果，恢复“年轻”美丽。

什么样的人需要马上做净食断毒排毒

现代人的生活环境中，充满了蔬菜残留的农药、气机车废气的污染、加工食品的防腐剂及各种添加物、饮水中的外在污染等，更因身体排泄不顺造成肠内废物长期累积，工作上的压力及情绪上失控均造成心理方面的负面压抑，这是更可怕的“内在污染”。这种内、外在的污染宛如一颗定时炸弹，会在何时引爆呢？不知道。但可确知引爆日便是大病临头之日。

下面列举急需排毒之人：

（1）身体亚健康的人，自觉不对劲，但却检查不出什么病。

（2）脸色暗淡无光泽、面容憔悴的人。

（3）新旧黑斑长驻脸上，无法消除。

（4）全身出现皮肤病，如红肿、痒、癣、过敏、脂肪瘤等。

（5）长期肠胃病，如胃疼、溃疡、便秘、下痢、下垂、胃酸过多、消化不良等。

（6）诸多杂症，如头痛、头晕、口臭、狐臭、体臭等。

（7）脸上青春痘不断增生，即体内毒素不断地产生。

（8）发现有肿瘤息肉，不论良性或恶性。

（9）一般成人病，如高血压，心脏病、糖尿病、肾脏病等因代谢障碍所引起的疾病。

（10）小孩的体质有缺陷，容易感冒、长期咳嗽、气喘等。甚或老年人的消化不良所造成的疾病。

果菜汁净食断毒法的高效率食谱

早上	6:00	小麦草原汁（30~50mL）+柳丁汁（50mL）
	8:00	冬瓜利尿汤（150mL~300mL）

	9:30	净血蔬果汁（150mL~300mL）
中午	12:00	回春水（30~50mL）
	15:00	抗癌蔬菜汁（150mL~300mL）
	16:30	高钾生菜汁（150mL~200mL），按体质病情调配不同的果菜汁
晚上	18:30	抗癌蔬菜汤（150mL~300mL）
	20:00	高c 果汁（150mL~200mL）
	21:30	小麦草原汁（30mL~50mL)+柳丁汁（50mL）

净食断毒食谱的做法

1. 小麦草汁

将新鲜的小麦草70g洗净后，用纯净冷开水再洗过，以榨汁机榨出原汁50mL，立即饮用，可降火消灭杀菌，增强抵抗力。柳丁洗净榨出原汁，在小麦草汁饮用完毕后立即饮用，目的在避免反胃，压住麦草汁独特的草腥味。

2. 冬瓜利尿汤

将冬瓜皮，冬瓜肉、冬瓜子用刀切割开，共1~2碗量，再将冬瓜子加水用果汁机搅碎，然后加入老姜2 片、老玉米须20g，水3碗，大火先煮滚后，小火须煮20min，滤渣后便可饮用。可增加排尿量，有助于排毒。

3. 净血蔬果汁

将胡萝卜1条、芹菜2片、番茄1个、半个柠檬，全部洗净后，用分离式榨汁机榨出原汁饮用。可净化血液，改变酸性病态体质。

4. 抗癌蔬菜汤

材料

胡萝卜1/2根（留皮切断）、白萝卜1/4根（留皮切断）、白萝卜叶

1/4棵，牛蒡1/2条（留皮切断）、香菇1~2朵（必须是日晒过的干品，大朵1朵或小朵2朵）。

做法

（1）将胡萝卜、白萝卜、牛蒡洗净，泡盐水三分钟后再用水冲洗；

（2）将所有材料入锅，加3~4倍水用大火煮开，转小火续煮1小时；

（3）将所有材料滤清，冷却后即可饮用，但不可加入任何调味料。

5. 回春水

（1）将小麦芽散放入大盆水中，两手手指张开仔细淘洗，并且利用指缝空隙来筛选未发育之不良种子与发育良好的小麦种子，反复换清水淘洗，连续洗四次（垫底的不良种子可丢弃于垃圾桶）。

（2）接着用纯净的冷开水冲洗，选出健康小麦芽，准备浸泡。

（3）玻璃罐洗净，用药用酒精或沸水彻底消毒杀菌。

（4）洗净的小麦芽放入缸内，再加入纯净的冷开水，水面高于芽面的2cm，瓶口盖上两层纱布，瓶盖斜盖勿锁紧，放置室内常温下24h即可倒出，味道较甜，放入冰箱暂时不要喝。

（5）再次加水放入玻璃缸，水面与芽面齐高，常温24h后倒出，这是第二次回春水，味道较酸。

（6）将第一次与第二次回春水混合，即可做出味似阳桃汁的回春水。

7日果菜汁净食断毒法

第一阶段：减食（3天）

（1）饮食清淡。少油、少盐、禁糖。

（2）戒掉所有嗜好品（咖啡、茶、烟、酒、蜜饯、零食）。

（3）三餐食量要逐步减少（第一天：七分饱；第二天：五分饱；第三天：三分饱）。

第二阶段：净食断毒排餐（7天）

时间		饮食内容	
起床时	6：00	半枝莲白花蛇舌草茶	500mL
运动后	7：30	小麦草柳橙汁	300mL
早餐	8：00	利尿冬瓜汤	500mL
上午	10：00	五汁饮	300mL
午餐	12：00	半枝莲白花蛇舌草茶	500mL
下午	3：00	小麦草柳橙汁	300mL
下午	4：30	净血蔬果汁	500mL
晚餐	6：00	利尿冬瓜汤	500mL
晚上	8：00	小麦草柳橙汁	300mL
睡前	9：00	半枝莲白花蛇舌草茶	500mL

第三阶段：复食（3天）

第一二 天：糙米浓汤（只喝汤不吃米粒），糙米浓汤煮浓稠些，当作三餐的主食。其他时间仍要喝对症饮料、对症果菜汁，饮用时间如同净食断毒阶段。

第一天的三餐喝糙米浓汤（煮30min，注1）。

第二天的三餐喝糙米浓汤（煮1h，注2）。

第三天：第一餐木瓜泥、第二餐糙米稀粥，接下来每隔3h吃一次复食餐，如蔬菜泥、燕麦粥等，并要从三分饱、四分饱等渐进的方式慢慢加量。

复食天数=净食断毒天数÷3

（净食断毒7天，便要复食3天）

第三天的复食食谱。

时 间	饮食内容
起床时 6：00	木瓜泥
运动 7：30	到绿树下散步，“吸吸呼”30min以上
运动后 8：00	小麦草柳橙汁 200mL
早餐 10：00	糙米稀粥（用果汁机打成米浆） 300mL
上午 10：00	半枝莲白花蛇舌草茶 300mL
午餐	蔬菜泥 300mL
下午 3：30	小麦草柳橙汁 500mL
下午 4：00	抗癌精力汤 300mL
晚餐	燕麦粥 300mL
晚上 8：00	小麦草柳橙汁 200mL
晚上 8：30	半枝莲白花蛇舌草茶 200mL

注1：糙米1杯（150g），加水1000mL，用电锅蒸煮30min，滤渣取汤饮用，此汤较稀。

注2：糙米1杯（150g），加水1000mL，用电锅蒸煮60min，滤渣取汤饮用，此汤较浓。

注3：第四天以后，仍然要把握复食的两个原则：

食量由少而多（只能吃到七分饱）。

纤维由细而粗（一定要细嚼慢咽）。

便可圆满完成净食断毒，让身体得到净化。

注4：最好每间隔一个月，都能净食断毒7天，抗癌的成效一定更加显著。建议平时多饮用优质水或抗氧化水。

编后语

你，决定一切

《黄帝内经》曰："救治于后，不如摄养于先。"

意指与其得了病找大夫医治，不如在未得病之前积极养生防护。这是我国古代最早的"预防医学"。

有位客人到某人家里做客，看见主人家的灶上烟囱是直的，旁边又有很多木材。客人告诉主人说，烟囱要改曲，木材须移去，否则将来可能会有火灾，主人听了没有作任何表示。

不久主人家里果然失火，四周的邻居赶紧跑来救火，最后火被扑灭了，于是主人烹羊宰牛，宴请四邻，以酬谢他们救火的功劳，但并没有请当初建议他将木材移走，烟囱改曲的人。

有人对主人说："如果当初听了那位先生的话，今天也不用准备筵席，而且没有火灾的损失，现在论功行赏，原先给你建议的人没有被感恩，而救火的人却是座上客，真是很奇怪的事呢。"主人顿时省悟，赶紧去邀请当初给予建议的那个客人来吃酒。

感悟：预防重于治疗，能防患于未然之前，更胜于治乱于已成之后。

《黄帝内经》曰："病非人体素有之物，亦得亦能除，言不可治者，未得其术也"。

意指病痛并非人体本来固有的东西，如果得了病，那就一定也能去掉病，假若认为治不好，一定是没有找到适合有效的方法。

但是，治疗重病重要的是不仅要方法得当，还需要良好的心态和对生命积极的态度作为前提和持续的动力。

有位太太请了一个油漆匠到家里粉刷墙壁。

油漆匠一进门，看到她的丈夫双目失明顿时流露出怜悯的眼光。

可是男主人一向开朗乐观，所以油漆匠在那里工作的几天他们谈得很投机，油漆匠也从未提起男主人的缺憾。

工作完毕，油漆匠取出账单，那位太太发现比原先谈妥的价钱，打了一个很大的折扣。她问油漆匠："怎么少算这么多呢？"油漆匠回答说："我跟你先生在一起觉得很快乐，他对人生的态度，使我觉得自己的境况还不算最坏。所以减去的那一部分，算是我对他表示一点谢意，因为他使我不会把工作看得太苦！"

油漆匠对她丈夫的推崇，使她淌下了眼泪。因为这位慷慨的油漆匠，自己只有一只手。

态度就像磁铁，不论我们的思想是正面或是负面的，我们都受到它的牵引。而思想就像轮子一般，使我们朝着一个特定的方向前进。好像我们的人生就是在一叶颠簸的小舟上，风浪会来，灾难会来，这时候多么希望有人能够帮助我们，为我们平息生活中的一切灾难。其实，只要你信，他就存在！

癌症患者本人是治疗的主体，必须保持乐观的心态，必须保证内心毫不动摇，必须有足够的自信和决心。不然以后的日子伴随而来的是无尽的混乱与彷徨。

当你在各种建议面前六神无主时，当你不断怀疑时，你是否做好了和癌症斗争的准备？如果没有，你终将被癌症所打到。

癌症患者如果想成为胜利者，要做的不是和癌症或者别人战斗而是和自己战斗。

只要食疗方向明确，信心坚定，最终，癌肿会逐渐萎缩、消失掉。即使它不消失，也会与你和平共存，静悄悄地，陪你活过百岁。

欧阳英　李艳华

2017年6月